介護漫画

朝田芳信 著
重田瞳子 絵

子どものむし歯予防と歯磨きポイント
歯医者が教えてあげたい

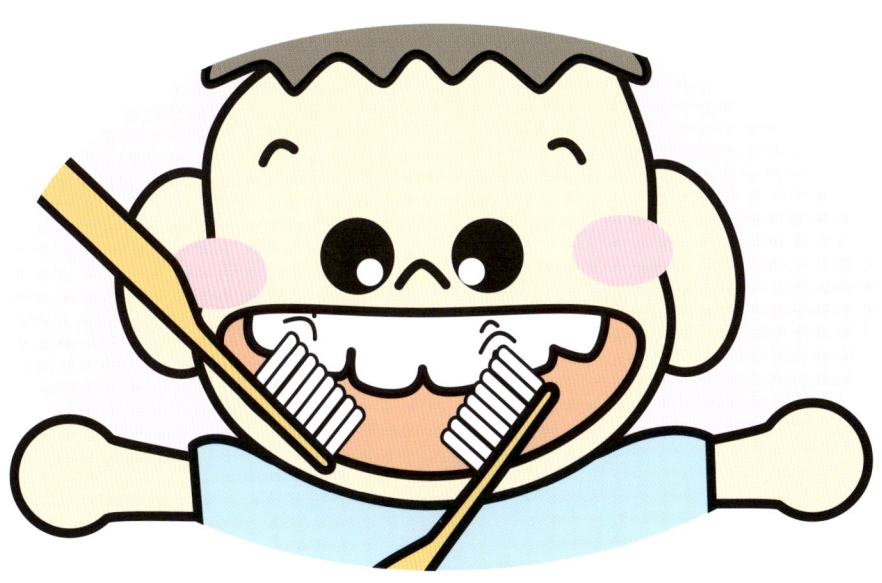

はじめに

　近年，むし歯がある子どもの割合は大幅に減少しました．しかし，生涯を通してみてみると，10代までは明らかに減少していますが，40代以降は増加に転じています．これは，むし歯が減ったというよりも，むし歯のできる時期が子どもから大人へ移行したことを意味しています．保育者の意識の向上が子どものむし歯の減少に大きく貢献しているのは事実です．しかし一方で，子どものころからのむし歯予防が身についていないことが成人期以降のむし歯の増加につながっているともいえます．この状況を改善するためにも，子どものころから口腔衛生習慣を身につけ，生涯にわたりむし歯予防を実践していきたいものです．

　歯と口の健康を守るということは，「食べる」「味わう」「話す」「唾液の分泌」など，子どもの心と身体の発育にとって大切な機能を育てることでもあります．さらに，むし歯を予防するということは，幼少期から規則正しい生活習慣を身につけることにもつながり，成人以降の生活習慣病の予防という意味からも重要になります．すなわち，むし歯予防を通じて，子どものころからヘルスプロモーションを実践し，「自分の健康は自分で守る」ことを実践していきたいものです．家庭でのむし歯予防の基本は歯磨きです．家族が一緒になって楽しく取り組みやすい雰囲気をつくることが大切です．そして，むし歯のない丈夫な歯をつくることだけを目標にするのではなく，丈夫な歯を使って「しっかり食べる」「話す」など，歯や口の機能をちゃんと使えるようにすることが大切です．

　園に通い始める3歳ころからは友だちとの交流が盛んになるため，保護者同士が同じ気持ちでむし歯予防を考えることが大切で

す．そのためには，情報交換が重要になります．しかし，インターネットなどから得られる情報がすべて正しいわけではありません．ぜひ，正しい知識を身につけ，家庭や園で，むし歯予防を実践するために本書を活用して頂ければ幸甚です．

2014 年 4 月

朝田 芳信

もくじ

1. むし歯を知る

1	どうしてむし歯になるの？	2
2	むし歯菌はどこからくるの？	4
3	口の中のむし歯菌をゼロにできるの？	6
4	歯に穴があくことがむし歯なの？	8
5	むし歯になりやすいところは？	10
6	子どもと大人のむし歯は違うの？	12
7	むし歯なのに痛がらない！ 大丈夫？	14
8	むし歯を放っておくと身体によくないの？	16
9	唾液はどんな働きをしているの？	18

2. 母乳やイオン飲料とむし歯について

1	哺乳ビンむし歯ってなに？	22
2	母乳育児は必ずむし歯になるの？	24
3	イオン飲料はむし歯と関係するの？	26
4	卒乳が遅くなるとむし歯になるの？	28

もくじ

3. 食習慣を考える

1	歯によい食べ物とは？	32
2	代用糖はむし歯を予防できるの？	34
3	酸蝕症とはどんな病気？	36
4	シュガーレスガムはむし歯が予防できるの？	38
5	上手なおやつの選び方や与え方は？	40
6	間食や夜食とむし歯の関係は？	42

4. 歯磨きを実践する

1	歯磨きはいつごろからはじめればいいの？	46
2	なぜ磨いているのにむし歯になるの？	48
3	いつから歯磨剤を使うの？	50
4	歯磨きを嫌がります．どうすればいいの？	52
5	仕上げ磨きはいつごろまでするの？	54
6	時間がない！ 歯磨きのコツは？	56
7	年齢によってむし歯のでき方は違うの？	58
8	歯ブラシの選び方や持ち方は？	60
9	歯磨き習慣を身につけるには？	62

5. シーラントを知る

1	シーラントってなに？	66
2	どんな状態の歯に効果的なの？	68
3	シーラントをしたら歯磨きは必要ないの？	70

6. フッ化物の用い方

1	フッ化物の効果ってなに？	74
2	フッ化物配合歯磨剤の使い方は？	76
3	フッ化物洗口はいくつからできるの？	78
4	フッ化物の歯面塗布は歯科医院でやるの？	80
5	生えたての歯を守るには？	82
6	再石灰化療法ってなに？	84

7. 歯の形とむし歯の関係を知る

1	むし歯になりやすい歯の形とは？	88
2	歯の色や歯の表面が変だぞ，むし歯かな？	90

8. むし歯と遺伝との関係を知る

1　むし歯は遺伝するの？　　　　　　　　　　　　94
2　むし歯のなりやすさは調べられるの？　　　　96

9. 第一大臼歯（6歳臼歯）を　むし歯から守る

1　なぜ第一大臼歯はむし歯になりやすいの？　　100
2　第一大臼歯のむし歯予防のコツは？　　　　　102
3　むし歯になると将来どうなるの？　　　　　　104
4　第一大臼歯のむし歯と　　メタボリックシンドロームの関係は？　　　106

10. 年齢からみた　むし歯予防のポイント

1　乳児のむし歯予防　　　　　　　　　　　　　110
2　1歳6か月から3歳児のむし歯予防　　　　　　112
3　4歳から5歳児のむし歯予防　　　　　　　　　114
4　6歳から8歳のむし歯予防　　　　　　　　　　116
5　9歳から12歳のむし歯予防　　　　　　　　　118
索　引　　　　　　　　　　　　　　　　　　　120

1

むし歯を知る

1

どうしてむし歯になるの？

　人間を含む生き物にとって「生きることは食べること」です．食べる機能と密接にかかわる歯は，その表面をエナメル質という，体のなかで最も硬い組織で守られています．そして，歯は，硬いだけでなく，第二のエナメル質とよばれる唾液によっても守られています．ところが，むし歯の原因菌の１つであるミュータンス菌がたくさん口の中にいると，食べ物に含まれている糖質を栄養源に，乳酸や酢酸をつくり出し，その結果，エナメル質が溶け，むし歯になります．

　もう少しわかりやすくお話ししましょう．歯の表面に付着した歯垢（デンタルプラーク）を想像してみてください．歯垢は，食べかすというよりも細菌の集団で，むし歯の原因菌が糖と出会うことでつくられるネバネバ物質です．歯垢がつくられてすぐは歯ブラシで取り除くことができますが，時間の経過とともにバイオフィルムへと変わっていきます．

　バイオフィルムとは，いろいろな細菌が住みつき，１つの都市を形成するかのように巧みに細菌同士のネットワークがつくられたものです．当然のことながら，バイオフィルムで覆われた歯は，強い酸により歯の表面が溶け出します．そして，困ったことに，バイオフィルムは歯ブラシだけでは取り除くことができません．そのため，口の中のむし歯菌の絶対量を減らし，バイオフィルムをつくらせないことが大切です．

実践したいこと

　いつも同じところに磨き残しがあると，歯垢は，時間の経過とともにバイオフィルムに変わってしまいます．自己流ではなく，専門家による歯磨き指導を受けることが大切です．

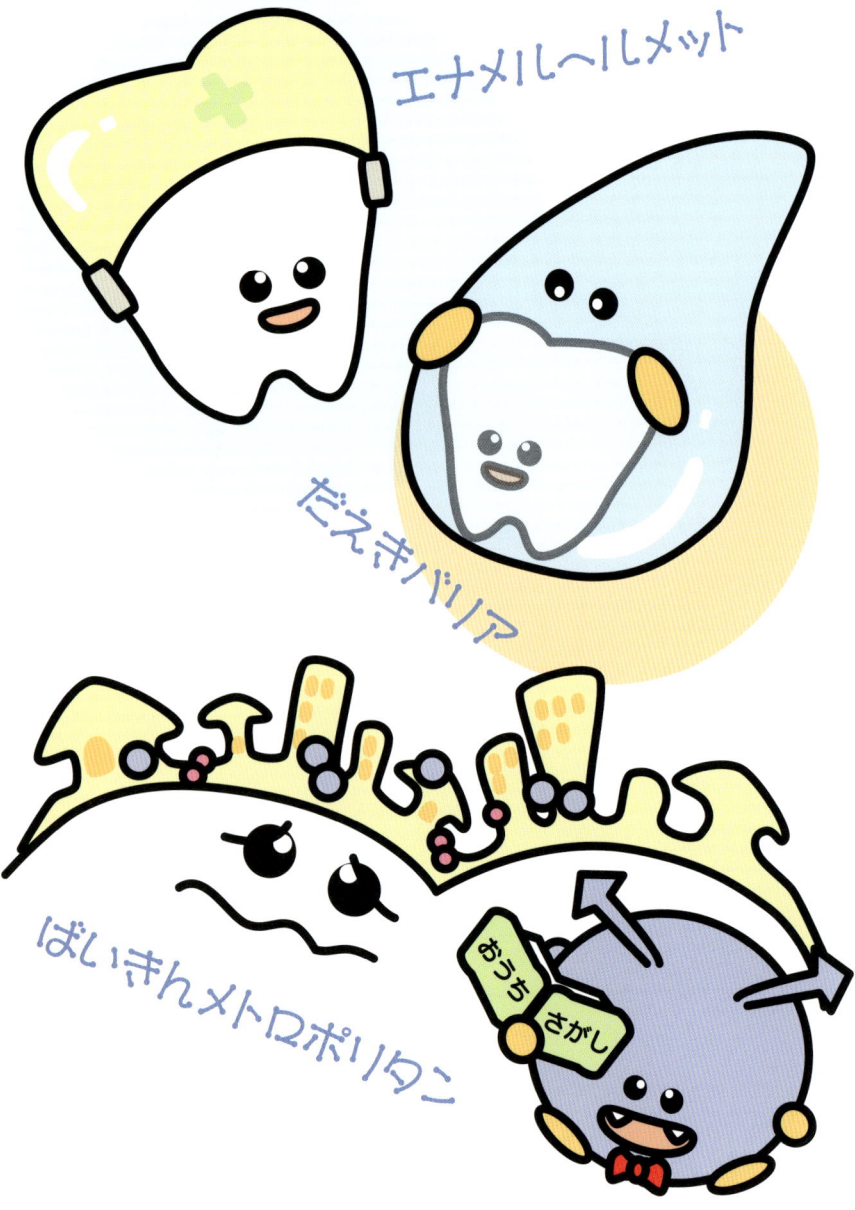

エナメル〜ルメット

だえきバリア

ばいきんメトロポリタン

おうち

さがし

1 むし歯を知る

2

むし歯菌はどこからくるの？

　新生児や乳児の口の中には，食べ物や保育者の唾液などを介して，さまざまな細菌が侵入してきます．ほとんどの場合，細菌の侵入は一時的なものですが，限られた細菌だけが口の中に住み着く（定着）のです．その正体はレンサ球菌とよばれるもので，舌や頬粘膜が住み家になります．しかし，歯が生えることでその状況は一変します．むし歯の原因菌であるミュータンス菌が歯の表面に定着し始めるのです．ただし，ミュータンス菌は歯の表面だけに定着するわけではありません．高齢者の入れ歯からもよく検出されるため，歯というよりも硬い組織を住み家にすると考えられています．

　むし歯の原因菌のなかで，最も病原性が強いミュータンス菌は，赤ちゃんの最初の乳歯が生えたあと，家族間の感染によって定着することが多いといわれています．そして，乳歯の本数が増えるのに伴い，ミュータンス菌の住み家も増えるため，より定着しやすくなります．しかし，感染したミュータンス菌の数が一定の量以下であれば，歯面に定着することはありません．すなわち，受け取る側ではなく，ミュータンス菌を感染させる側の影響が大きいといえます．育児の場面において，お母さんからの感染が多いことは想像にかたくないのですが，お父さんからの感染も決して少なくありません．

実践したいこと

　乳歯が生えそろうころには，子どもの口の中の細菌の構成は，ほぼ大人と同じになります．子どもの口の健康を考えることは，子どもを支える保育者の口の健康を考えることでもあります．まず，保育者自身の健康づくりを実践しましょう．

ちょうだい

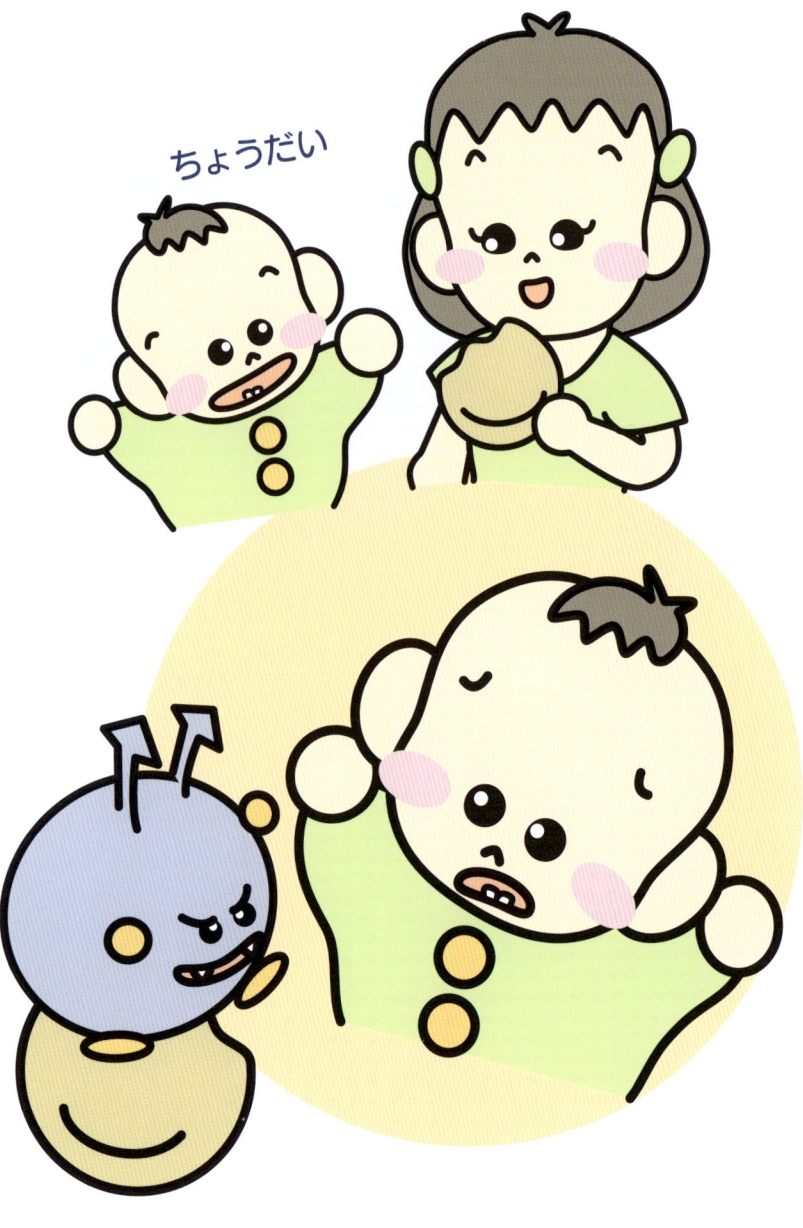

1 むし歯を知る

3

口の中のむし歯菌をゼロにできるの？

むし歯は，ミュータンス菌やソブリヌス菌などの細菌が原因で起こる感染症です．それならば，むし歯の原因菌を殺菌してしまえばむし歯にならないのではと考えることもできますが，そんなに簡単なことではありません．口の中の多くの菌は無害です．ある特定の菌だけを殺菌することは不可能で，人間にとって役に立つ菌まで殺してしまう可能性があります．むし歯予防の基本は，菌をゼロにすることではなく，適切な歯磨きや食生活習慣を通じて，むし歯の原因菌を一定の量以下に減らすことです．

むし歯の原因菌をゼロにできないもう1つの理由があります．それは，むし歯菌の栄養源となる糖の存在です．食べ物を噛んで飲み込むまでの短時間に，食べ物に含まれる糖は歯垢の中に取り込まれます．さらに，食べかすとして残ったでん粉などが唾液の作用で分解され，唾液の中に糖が溶け出します．つまり，口の中にいるミュータンス菌が，効率よく糖質を栄養源として，歯の表面に付着するためのネバネバ物質（不溶性グルカン）を作り出すことができるのです．

むし歯菌と糖質は密接な関係にあるため，むし歯菌の栄養源を断つには食事を断つことになりますが，それは不可能です．つまり，口の中のむし歯菌をゼロにすることはできないのです．

実践したいこと

ミュータンス菌の絶対量を減らすためには，毎日の歯磨きが大切です．ぜひ，家族が一緒になって実践したいものです．

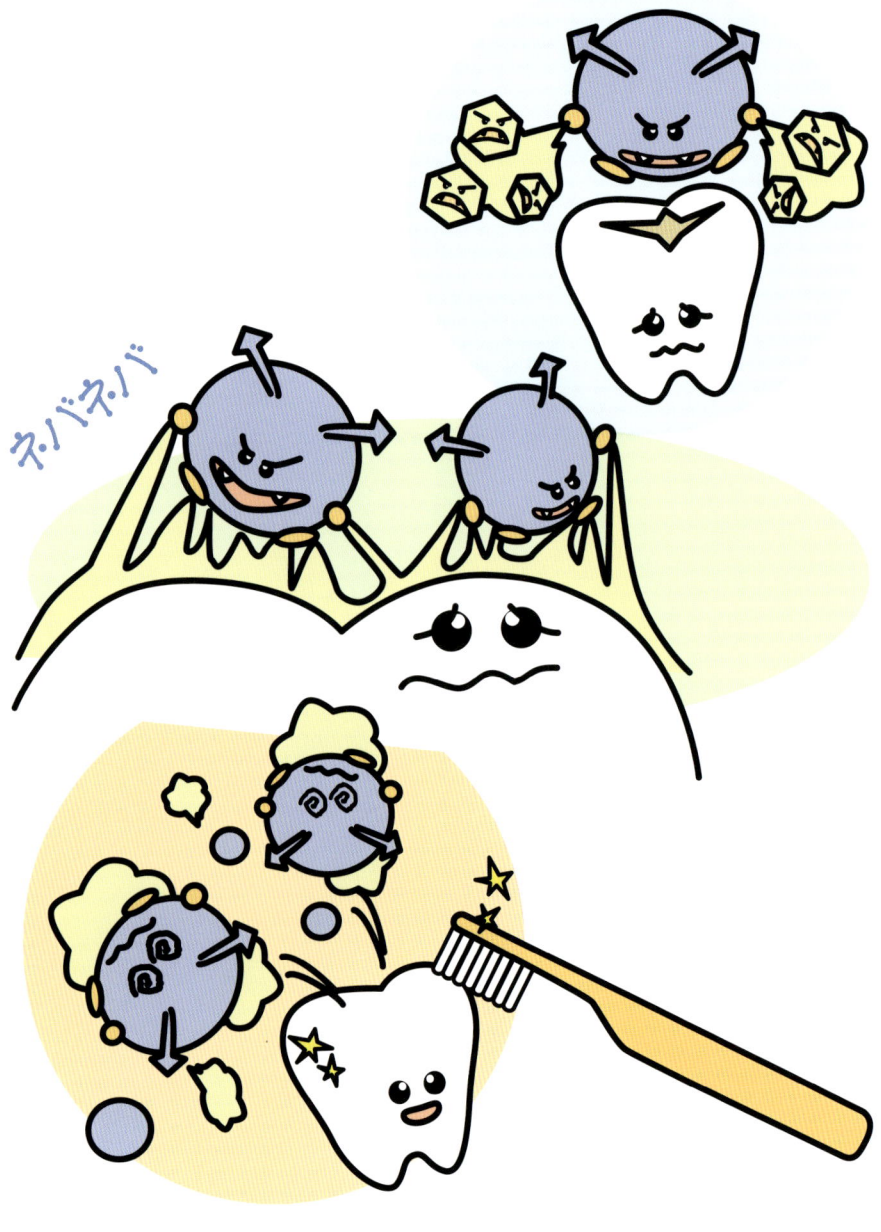

ネバネバ

1 むし歯を知る

4

歯に穴があくことがむし歯なの？

　むし歯は，う窩を形成していない病変（歯に穴があいていない状態）と，う窩を形成している病変（歯に穴があいている状態）の2つに分けられます．初期のむし歯は，う窩を形成していない病変で，歯の表面からわずかに下のところからエナメル質の結晶であるハイドロキシアパタイトが溶け出し，脱灰という現象が起こった状態です（写真➡）．ここで覚えておきたいことは，初期のむし歯は細菌の侵入がないということです．そのため，脱灰が進行し，エナメル質の表層に細菌が侵入する前にフッ化物による再石灰化を促進することが重要になります．

　すなわち，初期のむし歯（歯の表面に白斑がみられる状態，写真➡）に対しては，自宅でのセルフケアと歯科医院でのプロフェッショナルケアを組み合わせることで，再石灰化を促進することができます．バイオフィルムを機械的に除去し，フッ化物配合歯磨剤を用いて歯面清掃を行うことをプロフェッショナルケアといい，フッ化物配合歯磨剤と歯ブラシを用いて清掃を行うことをセルフケアといいます．

　再石灰化はフッ化物がなくても生じます．しかし，フッ化物を応用することで生じる再石灰化エナメル質は，脱灰される前のエナメル質に比べ酸に対する抵抗力が約2倍になるといわれています．一方，病変が形成され，歯に穴があいてしまったむし歯は自然に治ることはありません．コンポジットレジンというプラスチック樹脂などの詰め物による処置が必要になります．

実践したいこと

> 初期のむし歯の段階での対応が重要です．家庭での歯磨きやフッ化物洗口により丈夫なエナメル質を育てましょう．

初期のむし歯

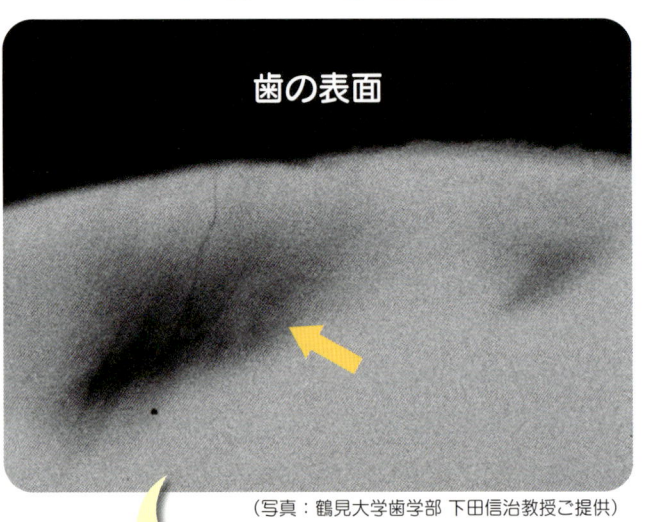

歯の表面

（写真：鶴見大学歯学部 下田信治教授ご提供）

表面よりわずかに下のところで
結晶が溶けだしています

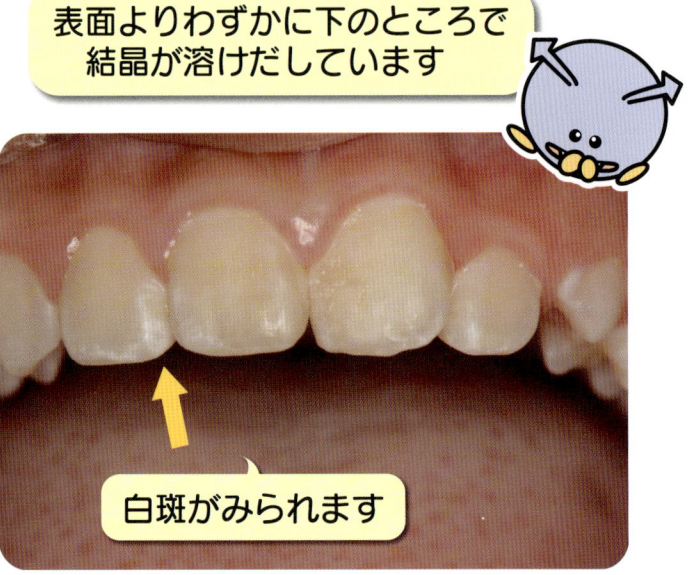

白斑がみられます

1　むし歯を知る

5

むし歯になりやすいところは？

　一般的には，唾液が届きにくいところは唾液による自浄作用が働きにくいため，むし歯になりやすいといわれています．子どもも大人も大きな違いはありませんが，子どもは，むし歯になりやすい場所が年齢によって変わることが知られています．

　前歯が生えそろう1歳ころは，前歯の外側（唇側）にむし歯ができやすく，上の前歯は下の前歯よりもむし歯になりやすいのです．その理由は，下の前歯は唾液による自浄作用が働きますが，上の前歯は自浄作用が働きにくいからです．

　乳歯が生えそろう2歳後半から3歳では，食事が普通食になるため，さまざまな食材を口にします．当然ですが，食べ物を奥歯ですりつぶせるようになると，咬み合わせる面の溝に汚れが残るため，むし歯になりやすくなります．そして，4歳から5歳では，奥歯の歯と歯の間がむし歯になりやすくなります（写真➡）．3歳までむし歯がなかった子どもでも，4歳から5歳のあいだにむし歯になることが少なくありません．4歳前後は第1反抗期とも重なり，生活習慣や食習慣が乱れやすくなる時期でもあります．

　さらに，5歳前後では，あごの中で6歳臼歯という永久歯がつくられ，歯が生える準備期にあたります．6歳臼歯は，一番奥にある乳歯に沿うようにして生えてきます．このとき，乳歯は全体に前に押され，歯と歯のすき間がきつくなります．そのため，歯磨きをしても汚れが残りやすく，歯垢がたまり，むし歯になりやすくなります．

実践したいこと

　4歳から5歳ころになったら，歯ブラシによる清掃だけでは不十分です．歯と歯の間の清掃にデンタルフロスを使い始めましょう（p.114参照）．

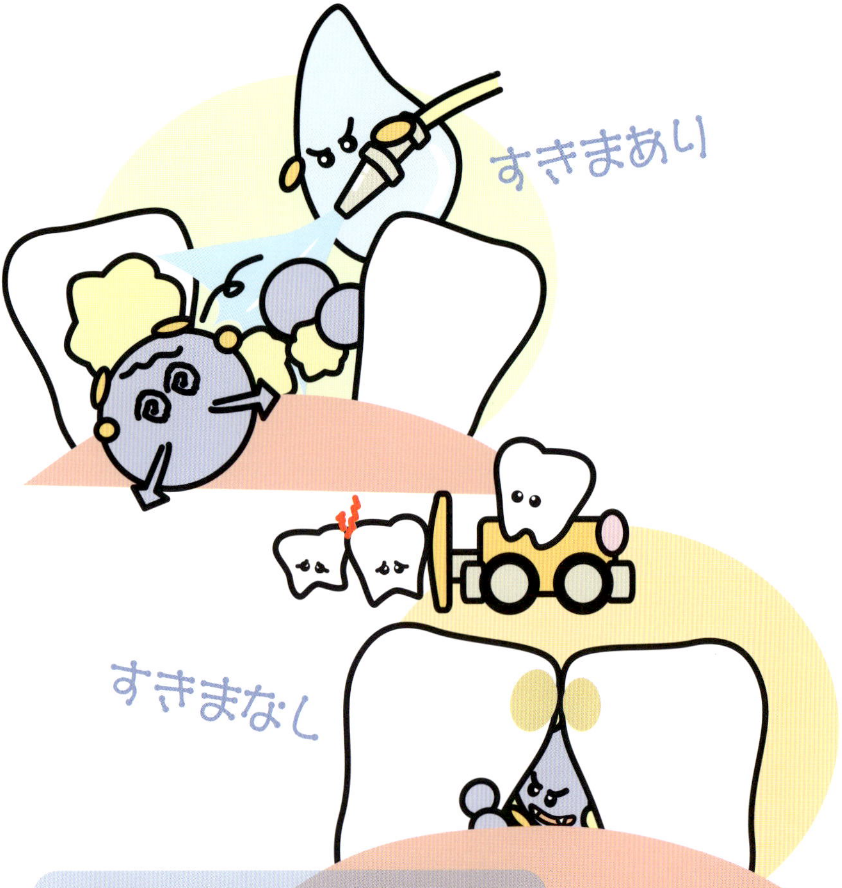

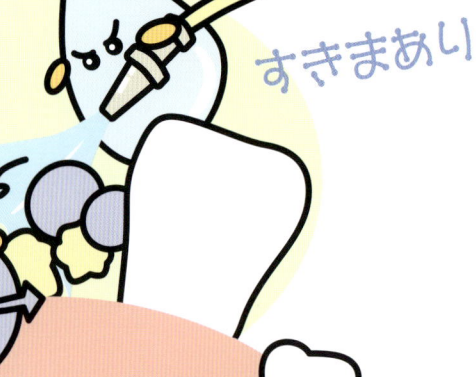

すきまあり

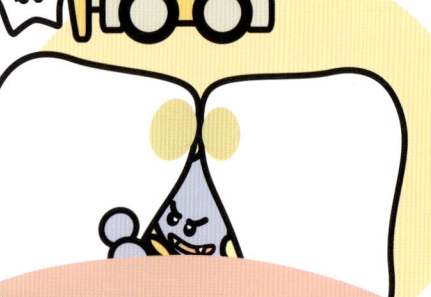

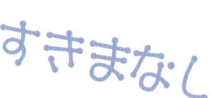

すきまなし

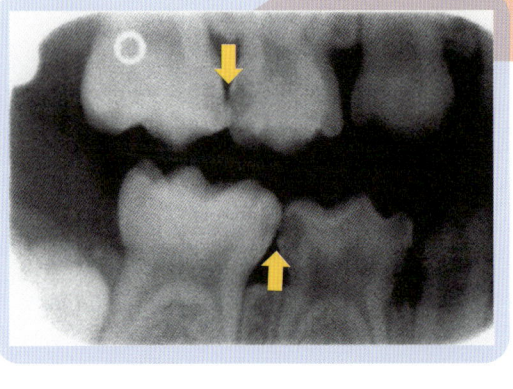

歯と歯の間の
むし歯

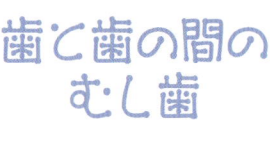

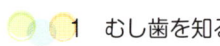

1　むし歯を知る

6

子どもと大人のむし歯は違うの？

　子どもは，大人以上にむし歯予防が大切になります．その理由の1つが，「歯が生える時期」があるということです．乳歯も永久歯も，歯が生えたばかりの時期はまさにスポンジのように軟らかいため，唾液中のフッ素やリン，カルシウムなどを積極的に吸収する半面，酸によって容易に溶けるという危険もあります．そのため歯が生え始めてから2〜3年間は，むし歯になりやすい時期といわれています．

　また，乳歯は，歯の表面を覆う硬いエナメル質が永久歯の半分程度と薄く，むし歯から歯を守るためのバリアとしては頼りないものです．エナメル質が溶けてしまい，その下にある象牙質が露出すると急速にむし歯が進行してしまいます．象牙質も硬い組織ですが，エナメル質とは違いタンパク質が豊富に含まれているため酸に溶けやすく，むし歯はあっというまに歯の神経にまで達してしまいます．

　さらに，子どものむし歯予防が大切な理由の1つに，不明確な自覚症状があげられます．子どもは大人と比べて，むし歯の進行による自覚症状（水がしみる，痛みがある）が明らかでなく，痛みを訴えるころには，むし歯がかなり進行していることが多いのです．そのため，治療のタイミングが遅れ，重症化することになります．

　乳歯の形にも特徴があります．歯頸部（歯ぐきに近い部分）に帯状の豊隆がみられるため，不潔になりやすく，むし歯の原因になります．

実践したいこと

　乳歯や永久歯が生えたばかりの時期は，むし歯予防を万全にしたいものです．生えてまもない歯は，周りの歯に比べて高さが低いので，よく観察し，丁寧に仕上げ磨きをしましょう．

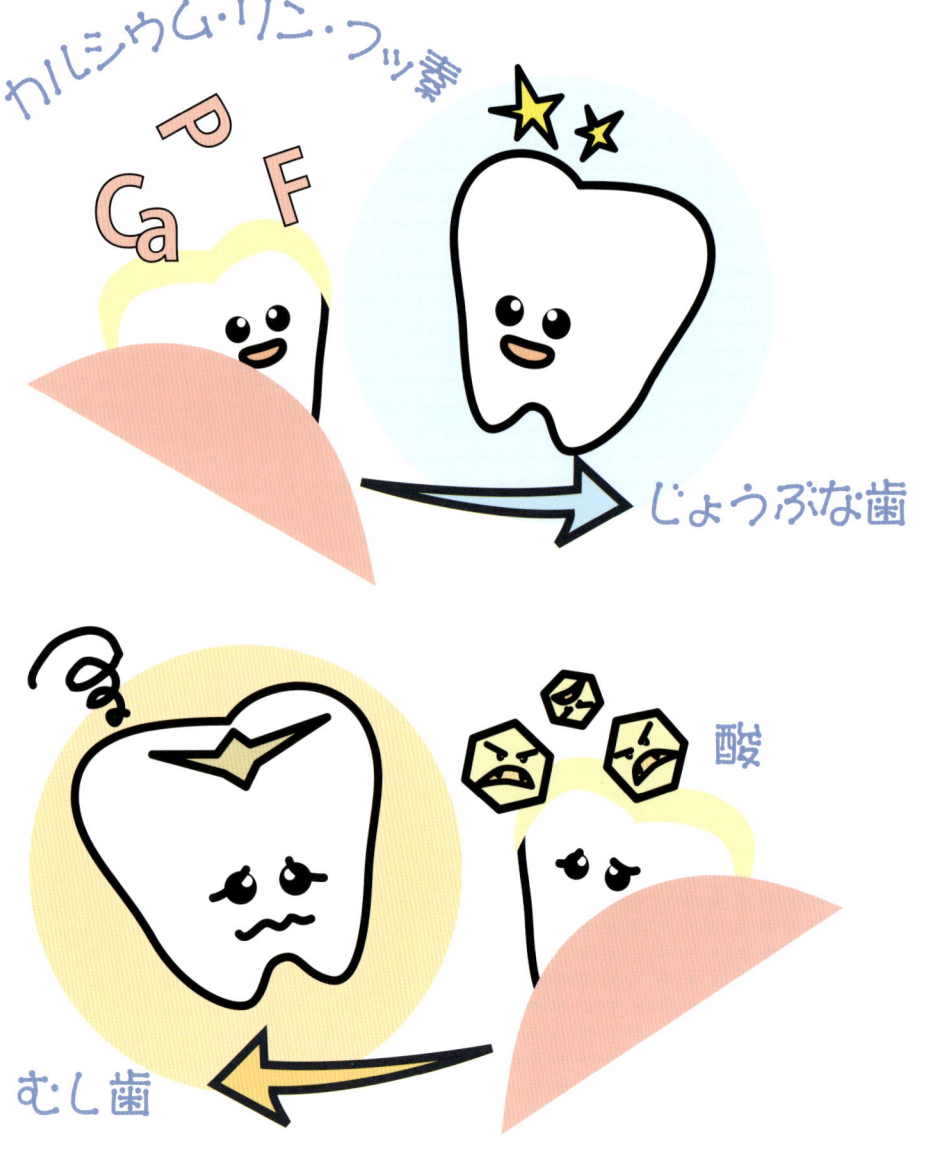

カルシウム・リン・フッ素

P Ca F

じょうぶな歯

酸

むし歯

1 むし歯を知る

7

むし歯なのに痛がらない！　大丈夫？

　初期のむし歯は，まず痛みはありません．それは，エナメル質には神経がないからです．しかし，神経の一部が入り込んでいる象牙質に達するむし歯では，「鋭い痛み」がみられるようになります．象牙質のむし歯で痛みがあるときは，むし歯になったところを取り除き，プラスチック樹脂などを詰める治療を行います．

　さらに，むし歯が歯髄（神経が入っているところ）まで達すると，ズキズキする大変強い痛みに変わります．温度変化などでいったん痛みが強くなると，数十分間は持続します．象牙質の痛みとは違い，「多彩な痛み」が特徴です．

　一方，神経が死んでしまい，痛みを通り越して痛みがなくなったむし歯は，早急に治療をする必要があります．その理由として，神経が死んでしまうだけでなく，細菌によって腐った神経が化膿し，歯の根の先に炎症が起こり，膿（うみ）がたまる根尖病巣（こんせんびょうそう）ができるためです．さらに，歯を支える周囲の骨に炎症が広がることもあります．とくに，子どもでは，歯を支える骨が軟らかいため，膿が骨の中を通り抜け，歯肉へ容易に達するのです（写真➡）．むし歯なのに痛がらないからといって安心しないで，むし歯になった歯だけでなく，周りの歯肉に膿の袋がないかどうかチェックすることも大切です．

　穴のあいたむし歯を放置しておくと，口の中でむし歯の原因菌を増やすことにもなります．できるだけ早く治療を受けるようにしましょう．

実践したいこと

　子どものむし歯は進行が速く，歯の神経の炎症が起こりやすいといわれています．普段から子どもの歯をよく観察し，早めの対応が肝心です．

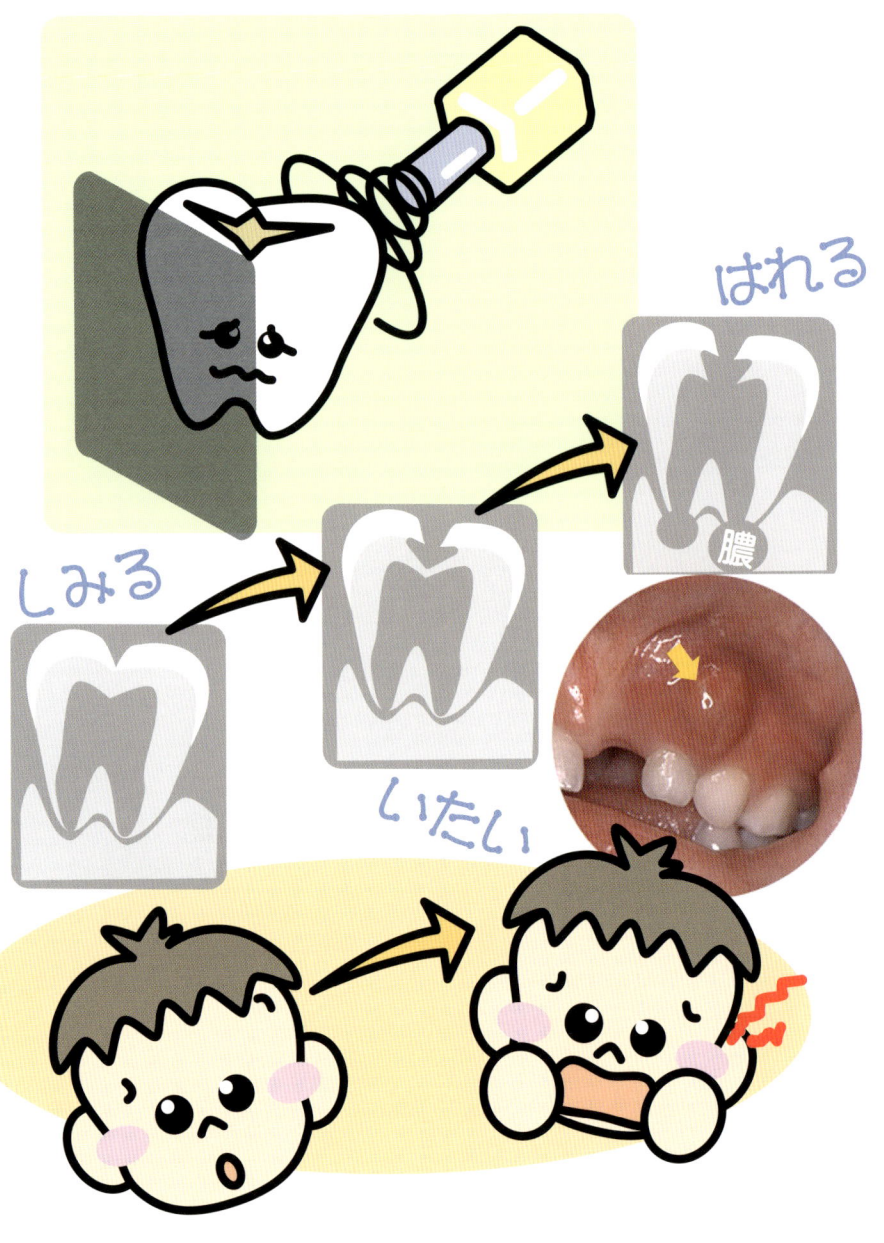

1 むし歯を知る

8

むし歯を放っておくと身体によくないの？

　初期のむし歯による全身への影響は少ないと考えられますが，進行した
むし歯が全身に及ぼす影響は想像以上に大きいといえます．進行したむし
歯のなかでも，神経が化膿し，歯の根の先に慢性の炎症がある場合には，
全身にさまざまな影響が現れます．その代表例として，食欲不振，偏食，
微熱，皮膚疾患，呼吸器疾患などがあげられます．とくに，原因不明の微
熱は，むし歯を長期間放置することによって引き起こされることが知られ
ています．

　成長・発達期にある子どものむし歯を放置すると，精神的，肉体的にも
大きな影響を与えます．すなわち，感染症としての為害作用のほかに，咀
嚼（そしゃく）障害に起因する体重減少，噛む力の低下ならびに咀嚼機能
の低下，発育障害や精神的ストレスなどです．

　とくに，咀嚼機能の低下が長期にわたる場合には，あごや筋肉，そして，
舌による協調運動がくずれるため，顔貌にも影響を及ぼすことがあり，生
涯にわたりその影響が続くことがあります．噛む力の低下は，あごの成長
や筋肉の発達にも大きな影響を与えます．

　また，前歯にむし歯があると，審美的な問題を気にしたり，口臭などの
原因になることから，園や学校における集団生活においても支障をきたす
恐れがあります．子どもの目線に立って，子どもの気持ちに寄り添うこと
が大切です．

実践したいこと

　むし歯を放置すると子どもの発育に大きな影響を与えます．子どもの心
身の健康を育むためにも，むし歯予防を実践したいものです．

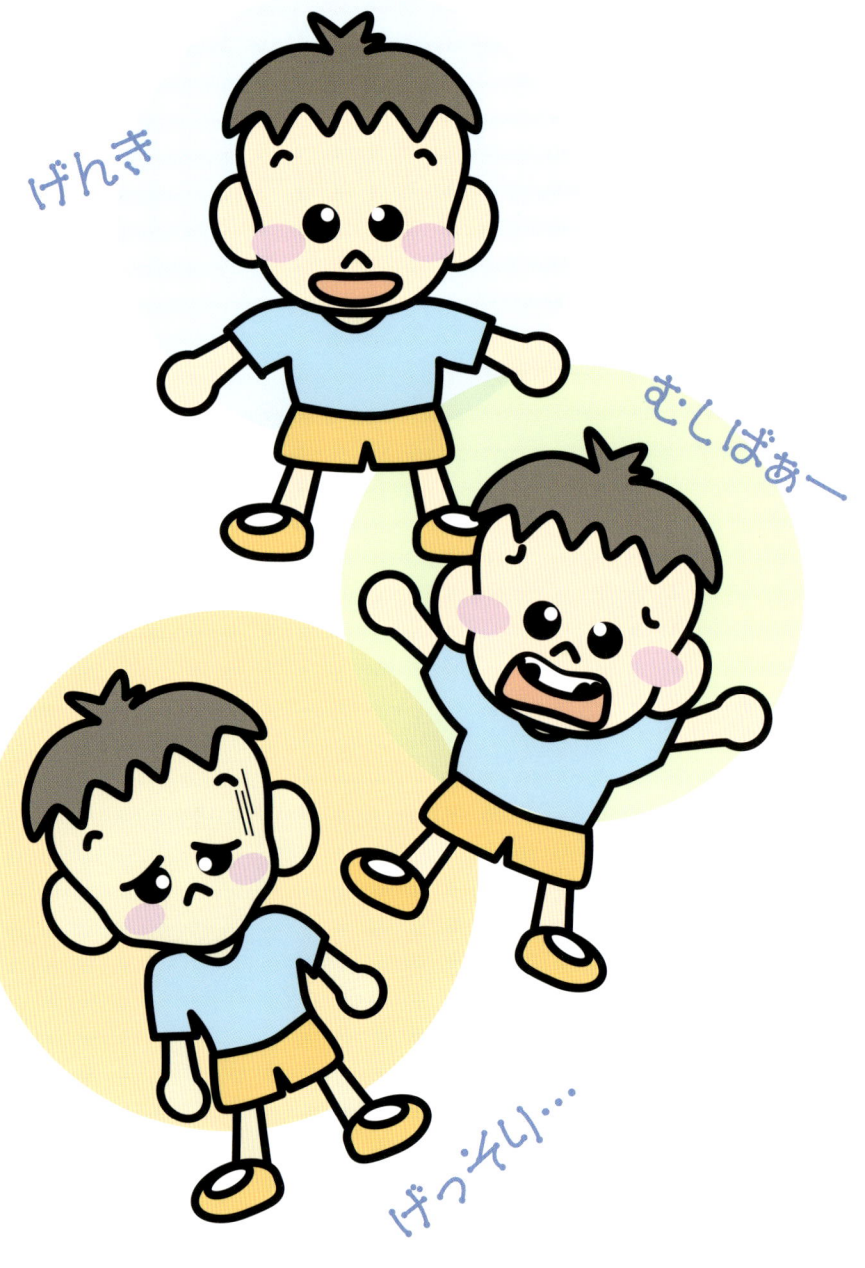

1　むし歯を知る

9

唾液はどんな働きをしているの？

　心臓，肺，そして胃など，ほとんどの臓器は自律神経（交感神経と副交感神経）によって正と負の調節が行われています．しかし，唾液の分泌は，自律神経によって調節されているにもかかわらず，交感神経も副交感神経も唾液の分泌を促進する方向に働きます．唾液の分泌に抑制的に働く神経は今のところ知られていません．つまり，唾液の分泌が抑制されるということは，人間にとって一大事なのです．

　唾液にはさまざまな役割がありますが，むし歯にならないためのおもな働きには，つぎのようなものがあります．

① 唾液の最も基本的な防御機構である，むし歯菌や食べかすを洗い流す洗浄作用

② 食事のあと，細菌が糖質を代謝して産生した酸を中和することにより脱灰を防ぐ緩衝作用

③ 溶け始めた歯に対して再石灰化を促進するために，カルシウムやリン，フッ素，マグネシウムなどを供給する再石灰化作用

④ 唾液中のさまざまな抗菌物質により細菌の発育を抑制する抗菌作用

⑤ 唾液に含まれる免疫物質がむし歯菌に対して防御的な働きをする免疫作用

　1日のなかで唾液の分泌量は変化します．夜間は日中よりも分泌量が少なく，とくに就寝中は低下します．そのため，夜寝る前に菓子などを食べ，歯磨きをしないで寝てしまうと，むし歯になる危険性が高くなります．

実践したいこと

　就寝中は唾液の恩恵を受けにくくなるため，就寝前に口の環境を整えましょう．就寝前の歯磨き，フッ化物洗口の習慣を身につけたいものです．

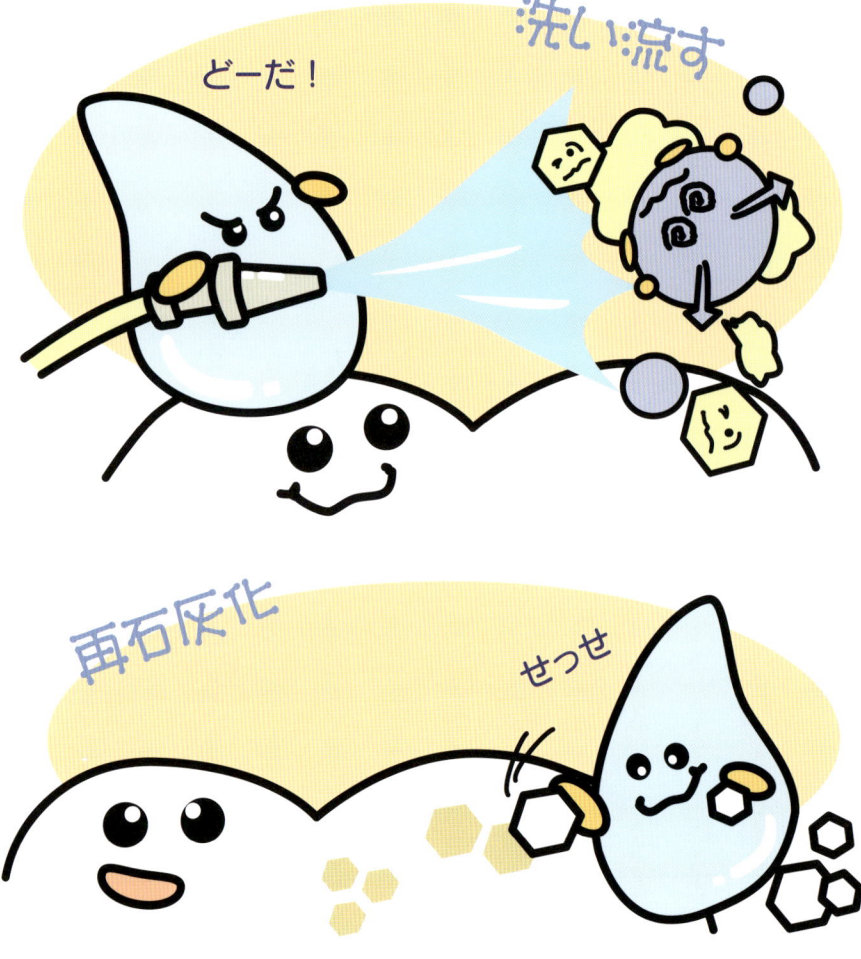

1　むし歯を知る

2

母乳やイオン飲料と
むし歯について

哺乳ビンむし歯ってなに？

　人工乳やイオン飲料，ジュースなどを哺乳ビンに入れて飲ませることで発生する低年齢児にみられる特徴的なむし歯を，「哺乳ビンむし歯」といいます（写真➡）．上の前歯の唇側や奥歯の頬側と口蓋側（歯の内側）が広範囲にむし歯になるのとは対照的に，下の前歯にはむし歯がほとんどみられません．明らかに上下の歯でむし歯のなりかたに違いがあるため，保護者も容易に気づくことができます．

　上の歯がむし歯になりやすい理由を知っておくことは，予防という面からも大切です．哺乳ビンをくわえているときは，舌で圧迫したり，しごいたりするため，液体は口蓋や咽頭側から戻るようにして唇や頬側に停滞します．日中であれば，唾液による自浄作用が働き，液体は停滞しにくいのですが，寝ているときは自浄作用が働きにくくなるため，就寝前の哺乳ビンの使用には注意が必要です．

　できるだけ糖分の入ったものは避けたいところですが，ぐずるときなどは与えてしまうことがあるかもしれません．そのとき，口の中が清潔で，むし歯菌が少ない状態であれば，必要以上に神経質になる必要はありません．しかし，1歳6か月をすぎても哺乳ビンを継続使用している場合には，食べるという機能の発達にも影響を与えます．それは，奥歯が生え始める1歳6か月ころから，歯を使って食べるという機能が急速に発達するためです．

実践したいこと

　哺乳ビンの夜間使用が1歳6か月をすぎても継続している場合には，定期的に歯科医院を受診し，むし歯や口の機能についてチェックしてもらいましょう．

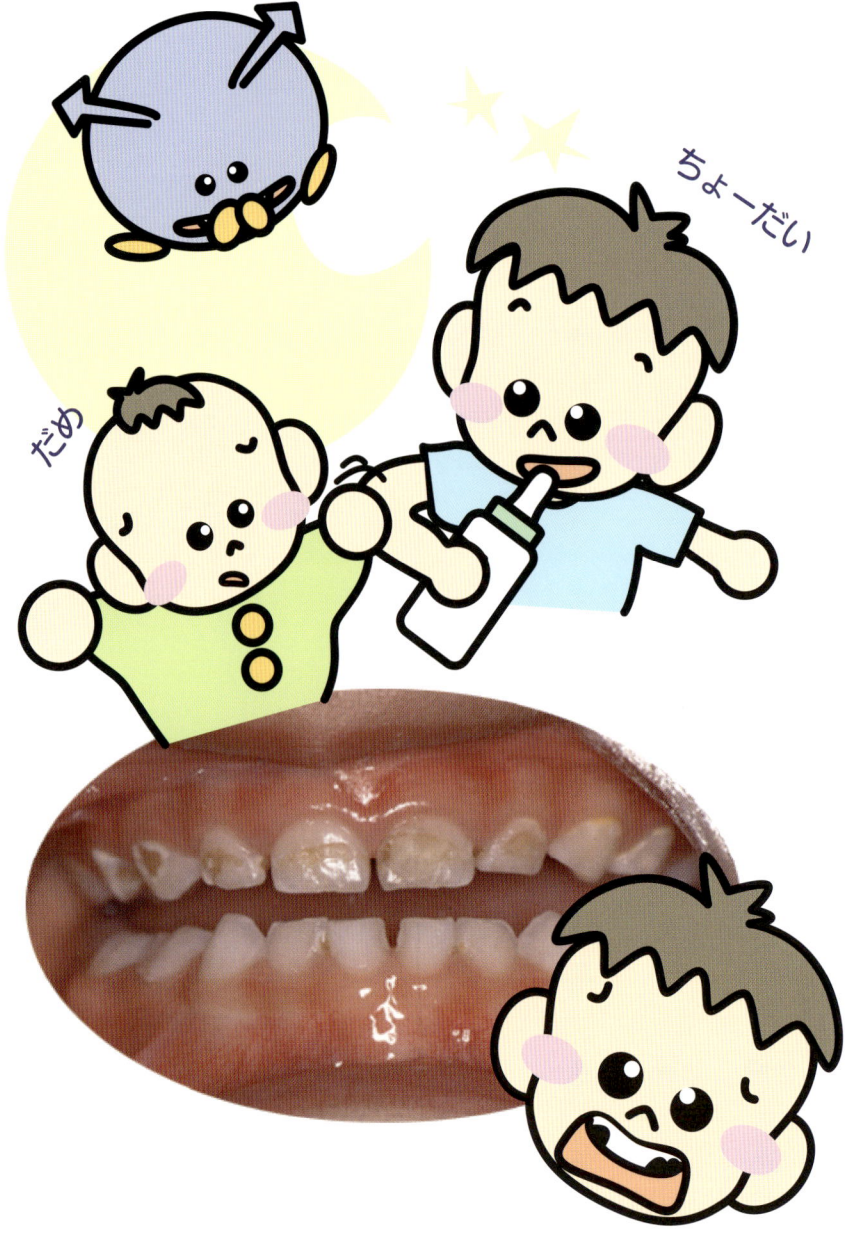

だめ

ちょーだい

2　母乳やイオン飲料とむし歯について

2

母乳育児は必ずむし歯になるの？

　人工乳に比べ，母乳育児のほうがむし歯になりやすいという報告があります．その理由の1つとして，欲しいときに欲しいだけ与える「だらだら飲み」の状態になりやすいことがあげられます．しかし，母乳育児がすべてむし歯になるわけではありません．むしろ，むし歯にならない乳幼児がほとんどだといえます．母乳育児で留意すべきことは，子どもの口の中のむし歯菌の量をできるだけ少ない状態に保つことです．

　乳汁栄養から固形栄養へ移行する過程を「離乳」いいます．離乳が進むにつれて固形食の割合が多くなり，当然のことながら歯の表面が汚れやすくなります．その状態が続くことで乳汁に含まれる乳糖や食べ物に含まれる糖質が，さらに，むし歯菌の繁殖を助けることになります．

　また，むし歯の原因菌であるミュータンス菌に感染しやすい時期があることが知られています．生後19か月（1歳7か月）から31か月（2歳7か月）の時期は，まるで窓を開け放ったかのように集中的にむし歯菌が感染することから，専門家は，この時期を「感染の窓」と呼んでいます．お母さんの口からの感染ばかりでなく，お父さんや祖父母の口からの感染も決して少なくありません．身近にいる保育者が，口の中を清潔に保つことの重要性を共有し，子どもたちにむし歯菌を感染させないという意識をもつことが大切です．

実践したいこと

　1歳6か月以降も母乳育児を続けている場合には，「感染の窓」の時期を迎えていることを，つねに意識したいものです．ぜひ，歯科医院を定期的に受診し，チェックしてもらいましょう．

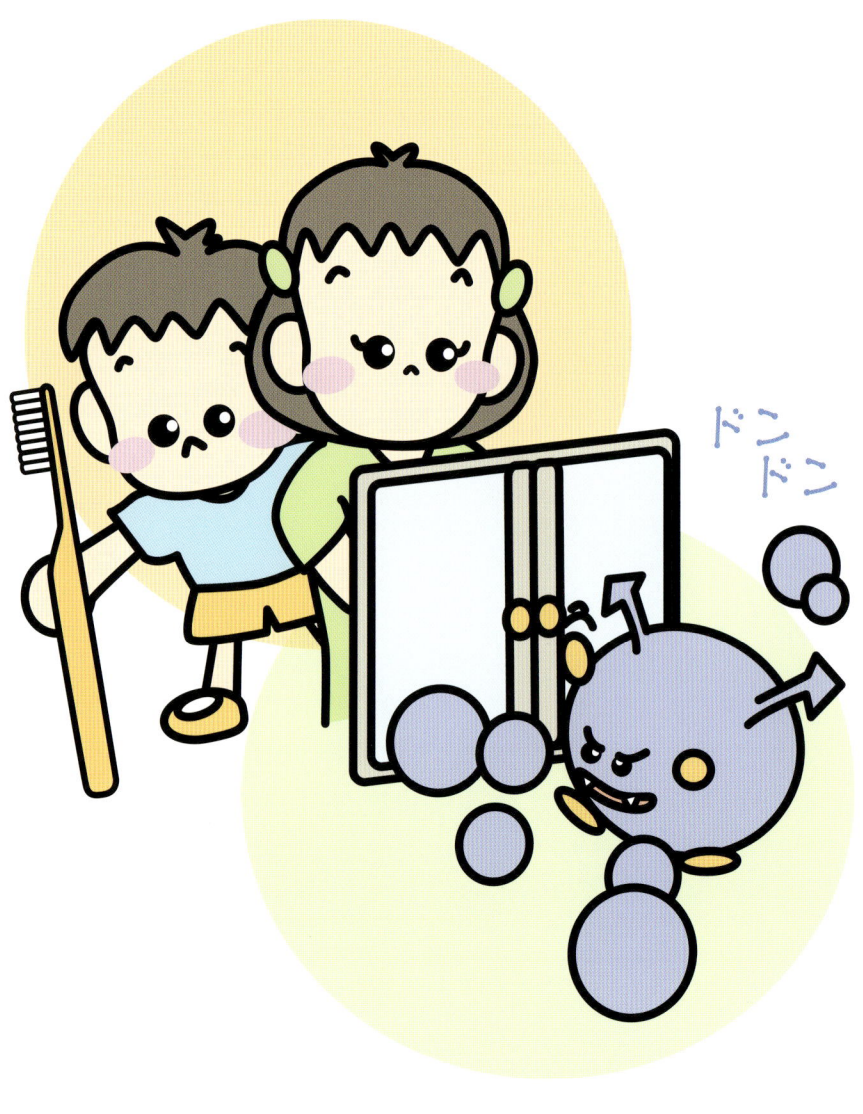

2　母乳やイオン飲料とむし歯について

3

イオン飲料はむし歯と関係するの？

　むし歯を予防するには，イオン飲料の飲ませ方についても注意が必要です．下痢や嘔吐による軽度の脱水には有効ですが，普通の食事をしている乳幼児にイオン飲料を与えると電解質が多くなり，のどの渇きを訴えやすくなります．そのため，イオン飲料を絶えず飲むようになります．また，イオン飲料は糖分濃度が高く，甘味が強いため，習慣化しやすいといわれています．さらに，イオン飲料は酸性度が高い（pH 3.6〜4.6）ため，習慣的に飲んでいるとエナメル質が溶け出し，口腔の清掃状態が悪いと，すぐにむし歯になってしまいます．本来むし歯になりにくい下の前歯がむし歯になっているときは，イオン飲料の過剰摂取が原因のことがあります．

　イオン飲料の習慣を防ぐためには，つぎのことに注意しましょう．

① 極端に汗をかいたとき以外は水を与える．

② イオン飲料を水代わりに与えない．

③ 下痢や嘔吐でイオン飲料を飲ませたときは，症状が軽快したらイオン飲料の代わりに水を飲ませるようにする．

④ 寝る前や寝ながらイオン飲料を与えない．

⑤ とくに，哺乳ビンを使用したイオン飲料の摂取は控える．

　歯が黒褐色に変色していたり，穴があいているだけがむし歯ではありません．歯の表面がツルツルではなくなり，くすんで白濁したようなエナメル質もむし歯の初期といえます（p.8 参照）．

実践したいこと

　下の前歯にむし歯の兆候がみられる場合には，保育環境に問題があるかもしれません．むし歯の重症化が心配されるため，イオン飲料などの摂取方法の改善が必要になります．専門家に相談しましょう．

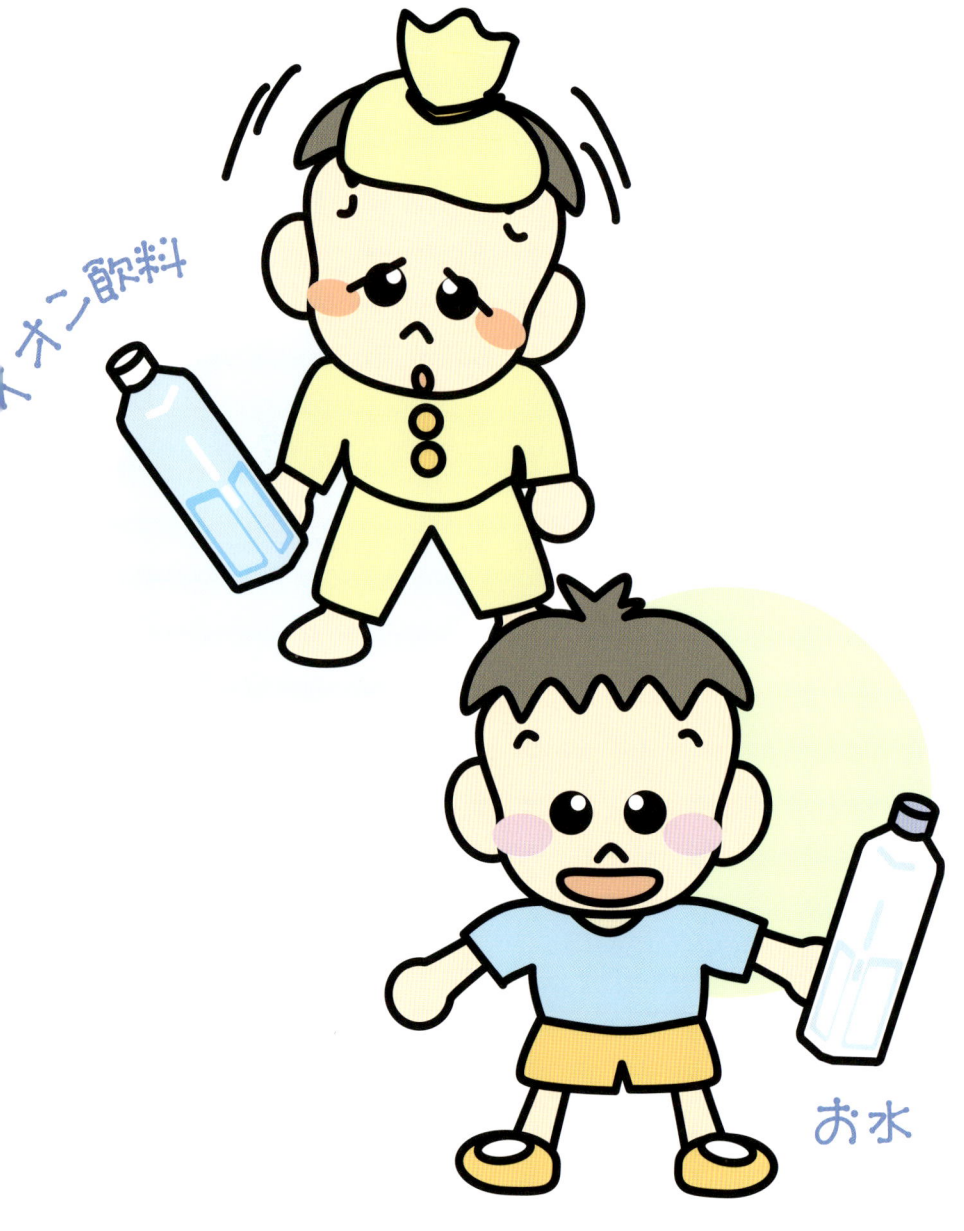

2　母乳やイオン飲料とむし歯について

4

卒乳が遅くなるとむし歯になるの？

　授乳は，単に乳児に栄養を補給するだけでなく，母親と子どもの絆を強固にする意味合いのあることが知られています．そして，世界保健機構（WHO）は，2歳をすぎるまでは授乳の継続を推奨しています．さらに，平成19年に改正された厚生労働省の『授乳・離乳の支援ガイド』においても卒乳を促す記述はありません．1歳6か月児健診や3歳児健診の調査などから，卒乳時期が遅くなっているとの報告もあり，あえて卒乳を促さない指導が浸透してきているともいえます．しかし，専門家のあいだで授乳に関する考え方が異なると，混乱するのは保護者です．そのため，歯科からの情報発信は重要な意味をもつといえます．

　母乳育児に関する考え方は，ほかの項目でふれましたが，卒乳の目安である1歳6か月は，歯科からみても大変重要な時期です．

　このころになると，全部で16本の乳歯が生えそろうため，奥歯で食べ物をすりつぶせる機能が備わります．この時期に乳汁ばかり与えていると咀嚼機能（噛んで飲み込む機能）が育ちません．さらに，むし歯の原因菌であるミュータンス菌やソブリヌス菌に感染しやすくなることも知られています．卒乳の年齢が高くなるほど，むし歯になる危険性も高くなるといえます．

実践したいこと

　卒乳の時期にかかわらず授乳が規則的であれば，その後の年齢における間食の規則性につながるとの報告があります．幼児期における規則正しい食習慣を身につけるという意味からも，1歳6か月をすぎての「だらだら飲み」は控えるようにしましょう．

赤ちゃんみたい

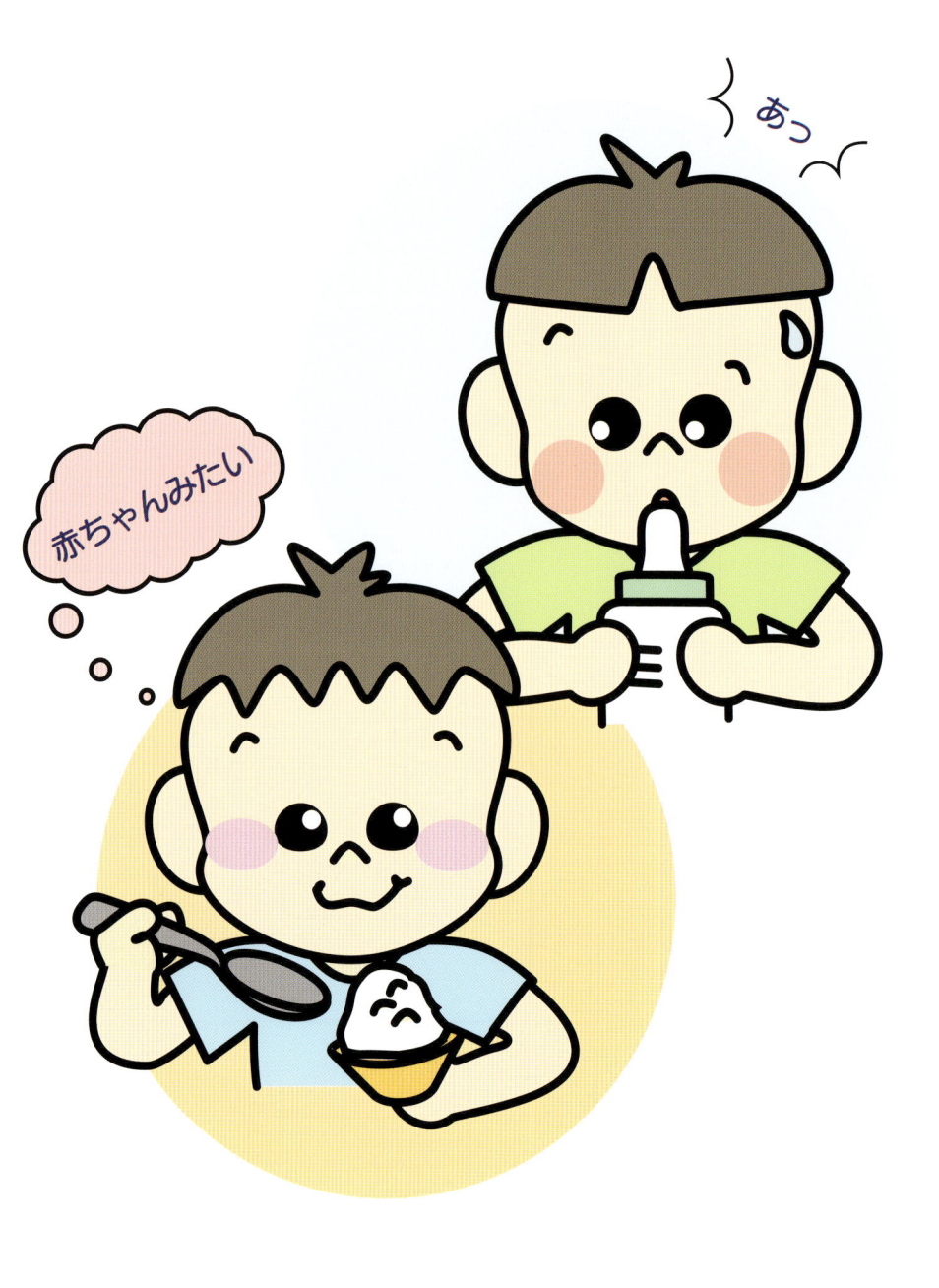

あっ

2　母乳やイオン飲料とむし歯について

3

食習慣を考える

1

歯によい食べ物とは？

　歯によい食べ物についてお話しをする前に，歯がいつつくられるか考えてみましょう．

　乳歯がつくられ始めるのはお母さんのお腹の中にいるときで，歯全体がつくられるのに要する期間は1年足らずです．乳歯は，お母さんから栄養をもらい，急ピッチでつくられるという特徴があります．それに比べ，永久歯は生まれたあと，ゆっくり時間をかけながら石灰化が進み，歯全体が完成します．つまり，生涯健康に使える歯をつくるために時間をかけているのです．乳歯はお母さんの栄養状態を映す鏡であり，永久歯は子ども自身の栄養状態を映す鏡といえます．

　歯がつくられるための栄養素は，毛細血管を通じて歯髄（神経が入っている場所）に運ばれます．歯をつくっているおもな栄養素はカルシウムですが，その土台となっているのはタンパク質です．歯や骨などを強くするためには鉄分やマグネシウム，亜鉛などの無機質（ミネラル）も欠かせません．ビタミン類（おもにビタミンD，K）はカルシウムの代謝や石灰化を助けます．しかし，歯によいからといってカルシウムやリン，ビタミンなどをたくさんとれば効果があるのでしょうか．過剰にとってもただ排泄されるだけで，偏った食べ方は意味がありません．歯だけを丈夫にする食べ物という考え方は，少し違うことになります．

実践したいこと

　歯は身体の一部です．食事からバランスよく栄養をとることが大切です．また，バランスのとれた食事をするためには，むし歯のない健康な歯が必要です．健康な歯があることで，さまざまな食材を食べることができるのです．

3 食習慣を考える

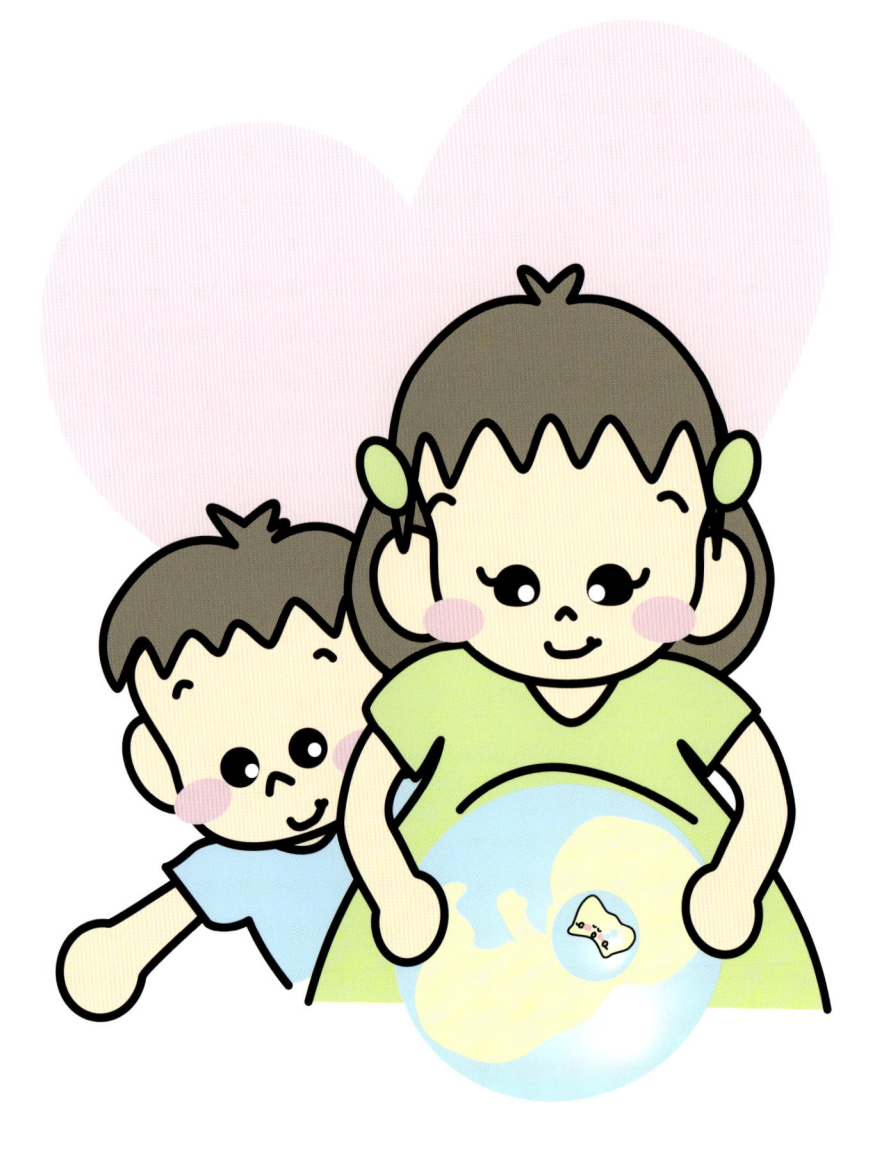

2

代用糖はむし歯を予防できるの？

　むし歯の原因菌であるミュータンス菌は，ネバネバして水に溶けない物質（不溶性グルカン）を糖からつくり出します．不溶性グルカンは，ミュータンス菌が歯の表面に付着する足がかりをつくるだけでなく，歯垢のもとにもなります．むし歯予防のためには，砂糖（ショ糖）の摂取に注意を払うことが大切ですが，ショ糖は多くの食品に含まれ，食生活に深く入り込んでいるため，簡単に摂取制限ができるものではありません．そのため，むし歯予防という観点から，さまざまな種類の代用糖が開発されてきました．

　代用糖は，糖質系と非糖質系に分けられ，非糖質系の代表としてアスパルテームがあります．アスパルテームはネバネバ物質や酸をつくらせないという特徴があり，カロリーも低いものです．しかし，人工甘味料で，強烈な甘みを有していることから，成長期にある乳幼児には控えるべきでしょう．

　糖質系には糖アルコール（キシリトールなど），二糖類（パラチノース），オリゴ糖（カップリングシュガー）があり，糖アルコールに分類されるキシリトールは近年，注目を集めています．ネバネバ物質や酸をまったくつくらせないという特徴があり，カロリーも低いため，むし歯予防の代表格といえます．しかし，大量に摂取すると一過性の下痢を起こすことがあり，摂取量には注意が必要です．

実践したいこと

　市販のお菓子はショ糖が多く含まれるため，代用糖の出番はありません．代用糖の特徴を活かすためには，おやつは手づくりがお勧めです．親子で一緒に楽しくおやつをつくり，むし歯予防につなげたいものです．

牛乳
卵 ＋ 代用糖 ＋ 小麦粉

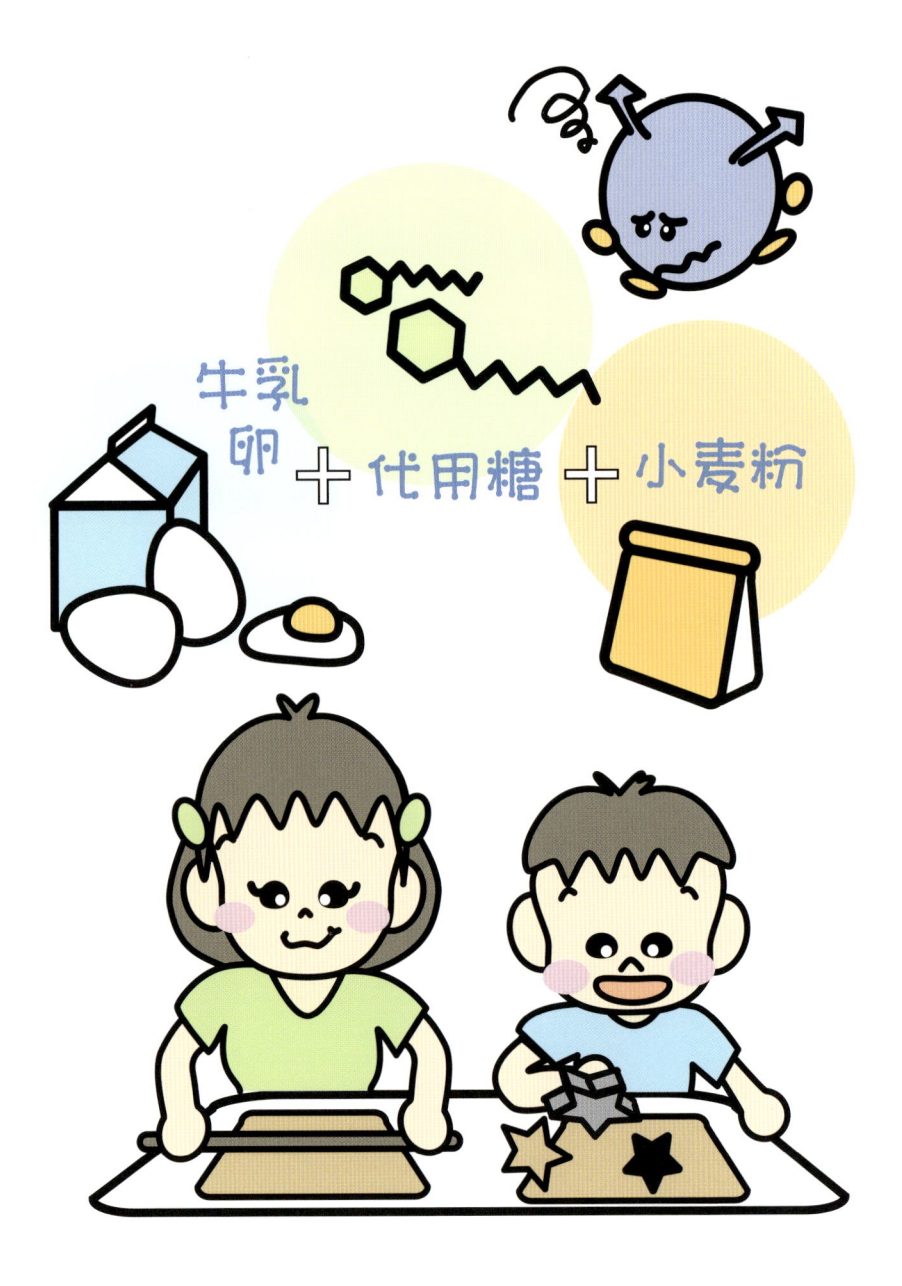

3 食習慣を考える

3

酸蝕症とはどんな病気？

　酸蝕という言葉を聞いても，あまりピンとこない保育者も多いでしょう．酸蝕は，職業性の歯科疾患，いわゆる，酸を取り扱う職業にみられる特殊な疾患とされてきました．しかし近年，酸蝕は，特別な職業だけでなく，私たちの身近にも起こる問題として注目されています．

　酸蝕は生活習慣と深くかかわっているため，年齢を問わず約17％の割合で罹患しているとの報告があります．とくに，乳歯や生えたばかりの永久歯では，エナメル質および象牙質の厚さが薄く，酸蝕の進行が成人に比べて速いという特徴があります．実際，子どもの酸蝕は増加傾向にあり，その背景には，以下のことがあげられます．

① 子どものむし歯が少なくなり，その程度も軽症化したことで，むし歯で歯が溶けたのか，酸の過剰摂取で溶けたのか，見分けがつくようになった．

② 子どもの生活習慣が大きく変化し，いつでも，どこでも炭酸飲料やイオン飲料を購入できるようになった．

③ 健康志向の影響から，果汁飲料の消費が伸びている．

　果汁飲料，炭酸飲料，イオン飲料に共通するのが，酸性度が高く習慣化しやすいということです．むし歯は，歯の変色や穴があいていることで気づくことができますが，酸蝕歯を見極めるには注意深い観察が必要です．

実践したいこと

　炭酸飲料や果汁飲料は，飲んではいけないというのではなく，習慣にしないことです．また，習慣になっていなくても，飲み方（口の中にためてブクブク飲み）によっては酸蝕になる危険性が高くなります．

ワーン

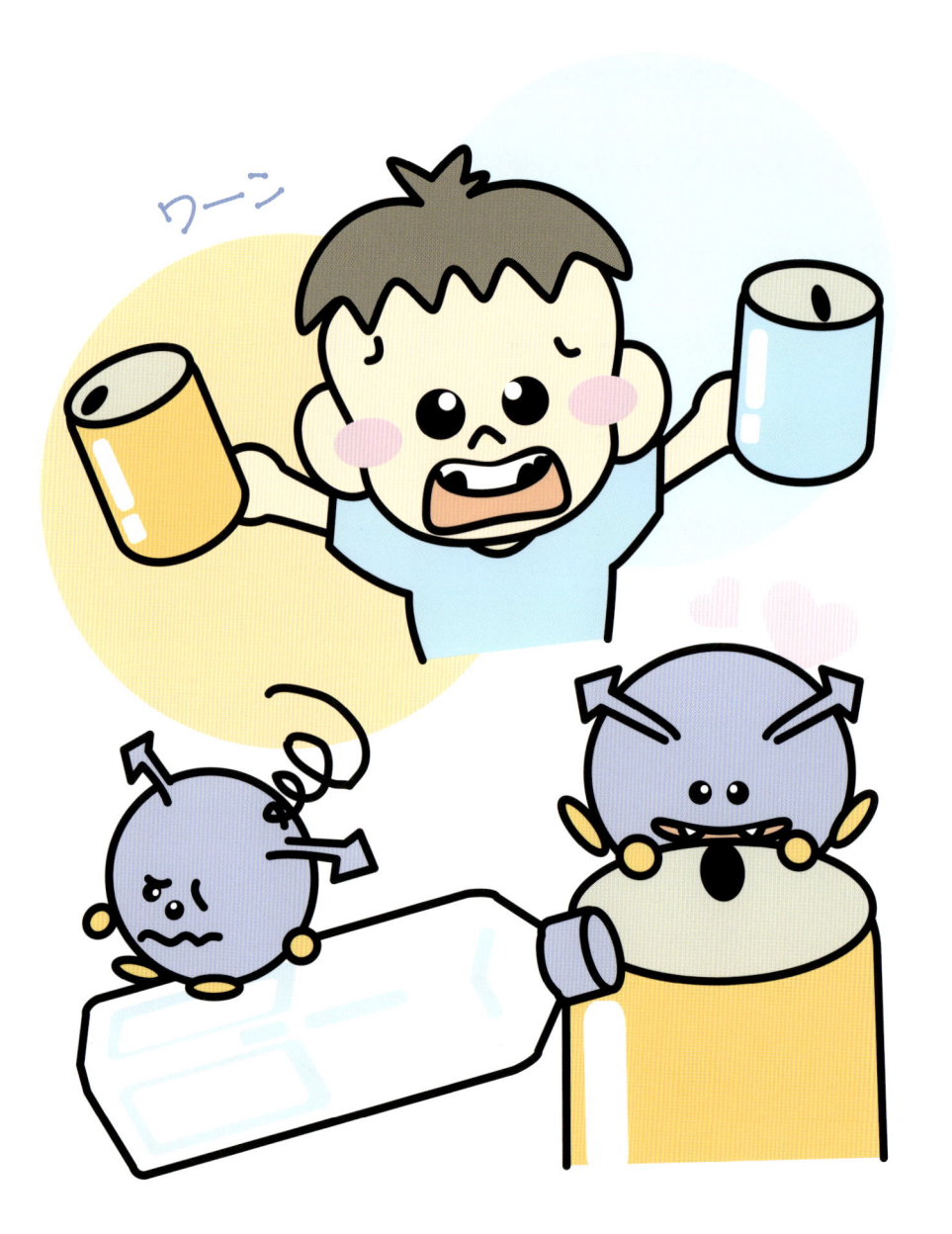

3 食習慣を考える

4

シュガーレスガムはむし歯が予防できるの？

　むし歯予防効果をうたったシュガーレスガムが数多く市販されています．その効果とはどんなものでしょうか．

　まず，「シュガーレス」という言葉は糖類を含まないという意味ですが，糖類以外の代用糖を用いているため甘味を感じることはできます．多くはキシリトールやソルビトール，エリスリトールのような糖アルコールで，とくに，キシリトールはむし歯菌がつくり出すネバネバ物質の栄養源になりません．そのため，酸がつくられず，むし歯の抑制効果が期待できます．同様に，牛乳から抽出した CPP-ACP（カゼインホスホペプチド・非結晶リン酸カルシウム複合体）を含むシュガーレスガムも歯の脱灰を抑制し，再石灰化を促進することで歯を丈夫にする効果があります．

　もう 1 つの大切な効果が，ガムを噛むことで唾液の分泌が促進され，唾液の働きによってもむし歯予防の効果が高まるということです．ただし，3 歳ころになってはじめて大人に近い咀嚼機能が身につきますので，そのころからガム咀嚼を始めるとよいでしょう．シュガーレスガムを噛むタイミングは，食後と就寝前が推奨されています．しかし，子どもの噛む力は大人の半分以下であり，必ずしもシュガーレスガムをむし歯予防に取り入れなければならないということではありません．

実践したいこと

　ガムは，クチャクチャ食べではなく，口を閉じて奥歯ですりつぶすように，横に動かして噛むようにします．横への動きが加わることで，あごの成長が促され，きれいな歯並びになり，結果として，むし歯予防につながります．

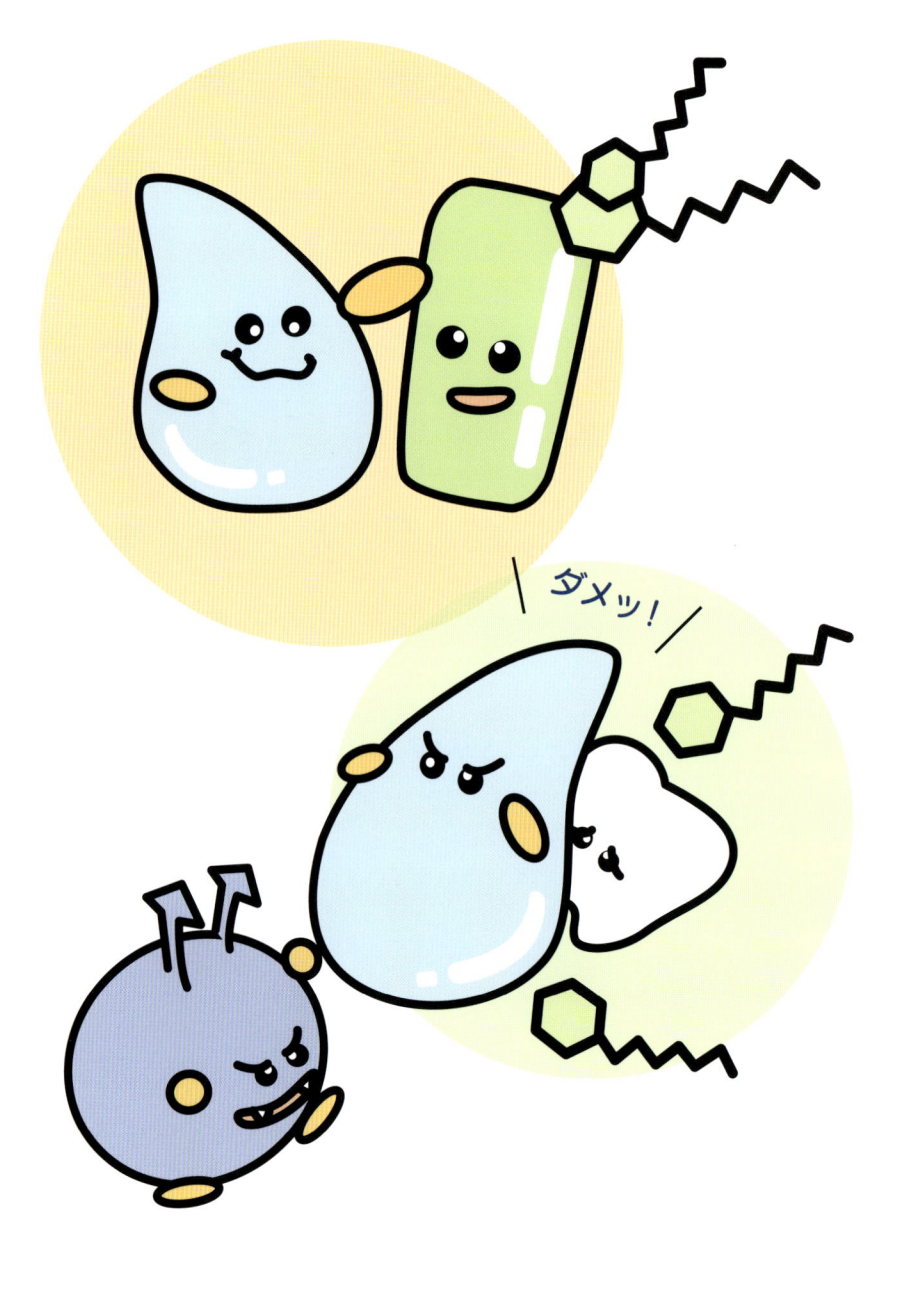

ダメッ！

3 食習慣を考える

5

上手なおやつの選び方や与え方は？

　むし歯の成り立ちから考えると，むし歯菌の栄養になる糖質は悪者のように思われがちですが，お菓子は，子どもにとっても大人にとっても楽しみの1つです．砂糖が入っているから，すべてダメとはいえません．家庭では，いも類や果物など自然の甘さを活かしたおやつをつくることができますが，3歳をすぎたころになると，保育園での集団生活やお友達との遊びのなかで，市販のお菓子をおやつとして与えられる機会も増えます．そんなとき知っておきたいのが，むし歯のなりやすさはお菓子によって違うということです．

　ある食品がむし歯をつくりやすいかどうかは，つぎの4つによって決まります．

① 歯垢をつくる力

② 酸をつくる力

③ 食べているあいだに作用する力

④ 食べ終わってからも口の中で作用する力

　4つの関係を数値化したものが，むし歯になりやすさ（むし歯誘発能）ということになります．むし歯誘発能のランクが同じでも，その内容に違いのあることを知っておく必要があります．とくに，食べ終わったあとも口の中で作用する食べ物については注意が必要です．そのような食べ物を頻回に摂取していると，むし歯のリスクを急激に高めることになります．

実践したいこと

　キャラメルやビスケットなどを与えたときは，食べ終わったあと，必ず水やお茶を与え，糖分が長時間エナメル質に作用しないように，口の中の環境を整えましょう．

むし歯菌
好きなものランキング

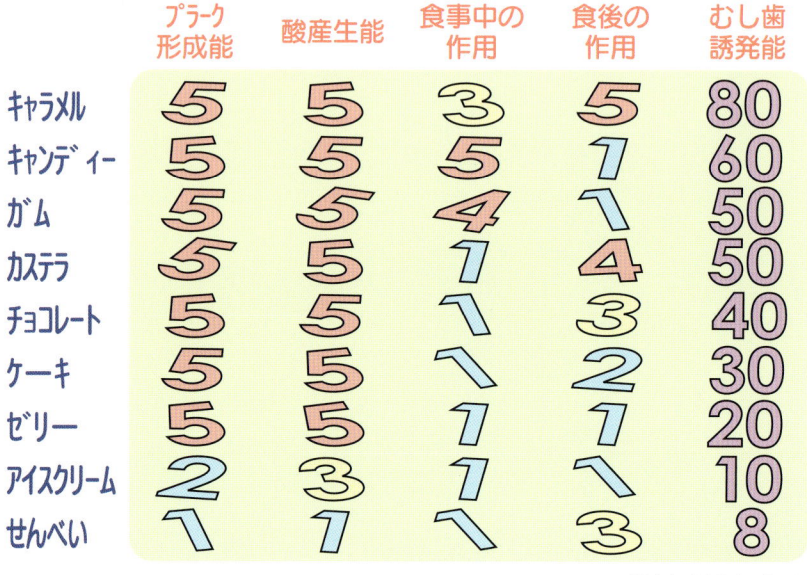

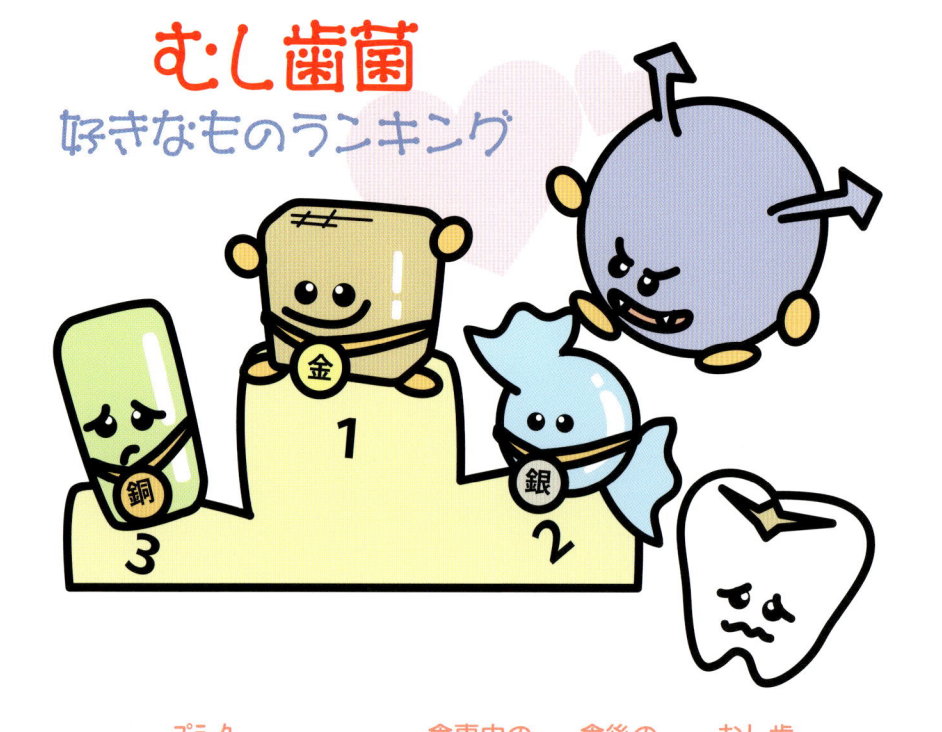

	プラーク 形成能	酸産生能	食事中の 作用	食後の 作用	むし歯 誘発能
キャラメル	5	5	3	5	80
キャンディー	5	5	5	1	60
ガム	5	5	4	1	50
カステラ	5	5	1	4	50
チョコレート	5	5	1	3	40
ケーキ	5	5	1	2	30
ゼリー	5	5	1	1	20
アイスクリーム	2	3	1	1	10
せんべい	1	1	1	3	8

（松久保隆教授による）

3 食習慣を考える

6

間食や夜食とむし歯の関係は？

　子どもは，発育の速さに比べ消化器が未熟で小さいため，大人のように1日3回だけの食事では十分な栄養をとることができません．そのため，定まった食事と食事のあいだに1～2回の間食が必要とされてきました．しかし近年，子どもを取り巻く生活環境の変化により，間食に対する考え方も変わってきています．最近の傾向として，間食の過剰摂取や高カロリー食の摂取による肥満が問題視されています．さらに，夜食（夕食後2時間以上経過してから寝るまでのあいだに食べること）をとる割合が，1歳児で40%，2歳児で34%，3歳児で33%との報告があります．夜食は，食生活のリズムを乱すばかりか，歯磨きなどがおろそかになり，むし歯や歯肉炎の原因にもなります．

　親が食事のしつけに関心をもたず，手軽な菓子類をおやつに利用していると，菓子を与える機会が増え，菓子を中心とした食生活になってしまう可能性があります．市販の菓子類は，糖質や油脂が多く，高カロリーのため肥満の原因となるばかりか，むし歯や歯肉炎の原因にもなります．とくに，幼児期後半においては，食事のしつけや食に対する理解，食を通じた心の発達に寄与することが間食の大きな目的といえます．さらにいえば，食事のしつけとは，食後の歯磨きまでを含めたものとして捉えてほしいものです．

実践したいこと

　子どもにとって，間食を含め食べるという行為は単なる栄養補給ではなく，生活のリズムを整え，しっかり噛むという習慣を身につけるためのものです．そのため，子どものころからの不規則な間食や夜食は控えたいものです．

ひるごはん

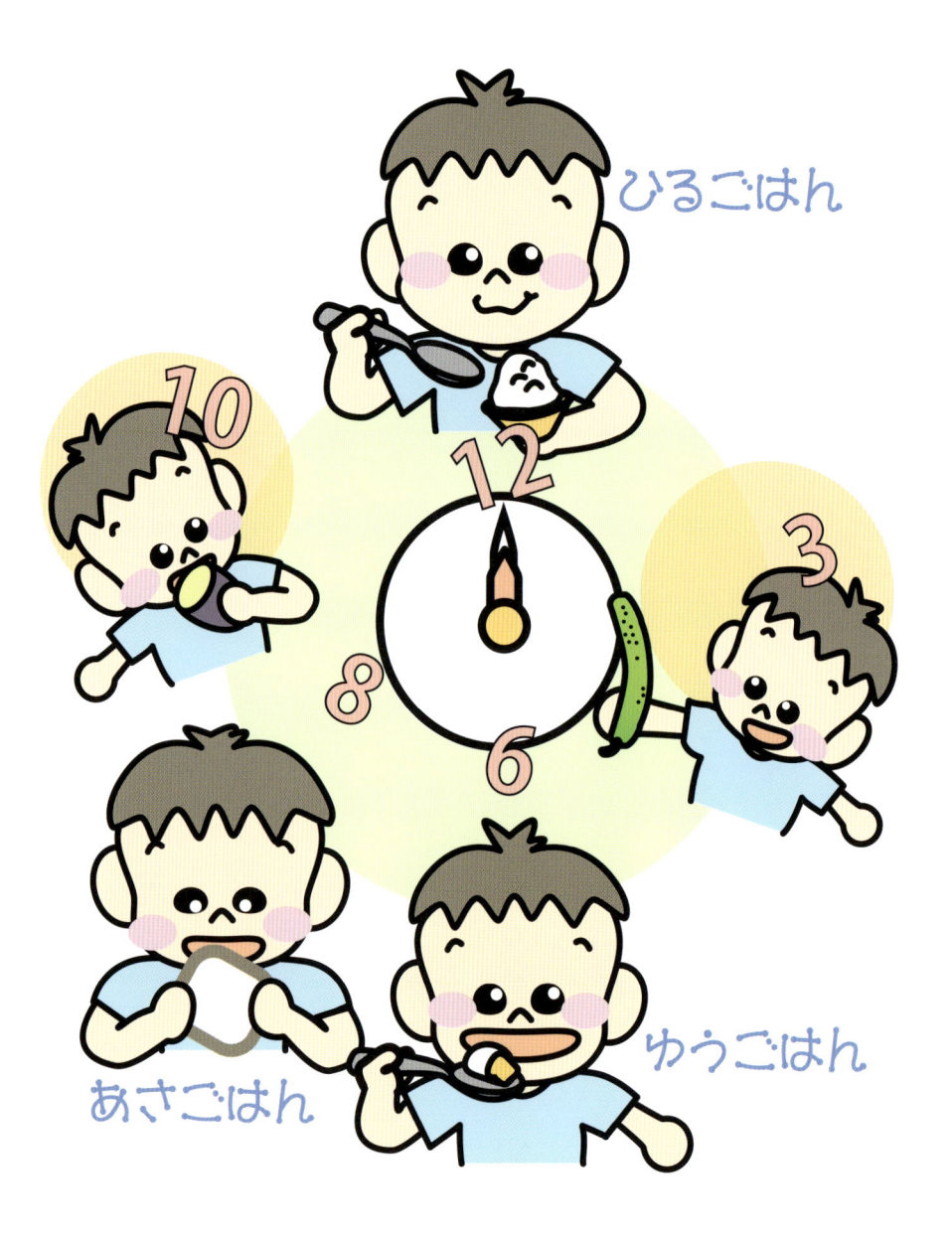

10

12

3

8

6

あさごはん

ゆうごはん

3 食習慣を考える

4

歯磨きを実践する

歯磨きはいつごろからはじめればいいの？

　4〜5か月の準備期から，歯ブラシによる清掃が必要になる1歳6か月ころまでの約1年間のすごし方が大切になります．準備期がないまま，いきなり歯ブラシによる清掃を始めてもなかなか受け入れてくれません．

　歯が生えそろう2〜3歳児では，歯の生え方や上唇小帯（上唇の裏側のすじ）の付着位置を確認しながら仕上げ磨きをしましょう．3歳になっても奥歯が生えていない子どもは決して珍しくありません．口の中をしっかりチェックして歯磨きをしてください．何となく磨いているだけでは，歯の生えていない歯肉を磨いていることにもなりかねません．結果として，粘膜を傷つけることになり，子どもにとってはつらいものです．また，毛先の広がった歯ブラシを使用すると歯ぐきを傷つけることになります．

　そして，歯磨きの姿勢も大切です．3歳までは，寝かせ磨きが推奨されますが，ただ寝かせて磨けばよいのではなく，お母さんが座り，子どもの頭を自分の腹部につけるようにすることがポイントです．そうすることで，口の中を確認しながら磨くことができます．不自然な姿勢で磨くと子どもにとってもつらいものです．そして，急ぎ磨きは禁物です．嫌がるから早くすませようとすると，つい力が入りすぎて乱暴になってしまいます．あまり嫌がるときは無理をしないで，子どもの気持ちに寄り添う余裕が必要です．

実践したいこと

> 　奥歯が生え始める1歳6か月ころから本格的な歯磨きが始まります．口の中をよく観察し，新しい歯が生えていないかチェックしながら仕上げ磨きをしましょう．

まずはじぶんで

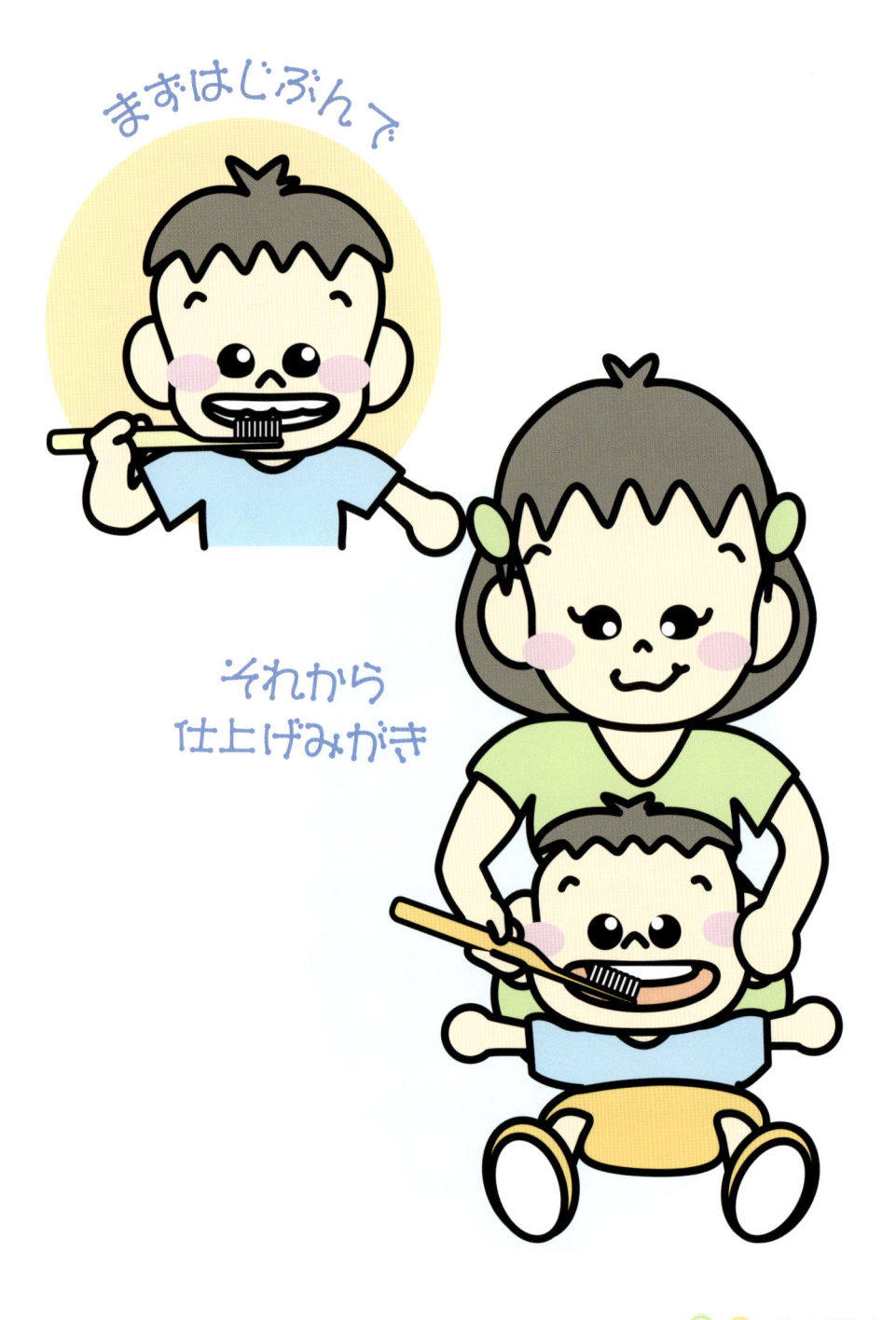

それから
仕上げみがき

4 歯磨きを実践する

2

なぜ磨いているのにむし歯になるの？

むし歯の原因菌は，ほとんどの人の口の中にいるといわれています．なのに，むし歯が多い人とない人がいるのはなぜでしょう．

むし歯は細菌だけが原因ではありません．すなわち，3つの要素（歯の質，細菌，糖質）が重なり合い，時間の経過とともにむし歯が発生するのです．最近では，細菌による感染症という捉え方ではなく，生活習慣に起因する疾病という考え方が広く浸透してきています．正しい歯磨きと規則正しい食生活があって初めてむし歯予防ができるのです．

歯の形はとても複雑です．とくに，奥歯の歯と歯の間や見えにくい面は，しっかり磨いているつもりでも，どうしても磨ききれないことが多いのです．つまり，「どうして磨いているのにむし歯になるの？」という問いに対しては，「磨いていることと磨けていることは必ずしも一致しない」ということが理由としてあげられます．とくに，乳幼児では，歯磨きによる清掃効果を期待するのはむずかしく，保護者による仕上げ磨きがとても大切になります．

いつも同じところに磨き残しがあると，当然時間の経過とともにバイオフィルムがつくられ，脱灰によって初期のむし歯になってしまいます．定期的に歯科医院を受診し，仕上げ磨きの姿勢や歯磨きのポイントなどの指導を受けることをお勧めします．

実践したいこと

いつも同じところに磨き残しがあるかどうかを知ることは，むし歯予防を実践するうえで大切なことです．ぜひ，歯科医院を受診し，チェックしてもらいましょう．

いただきます

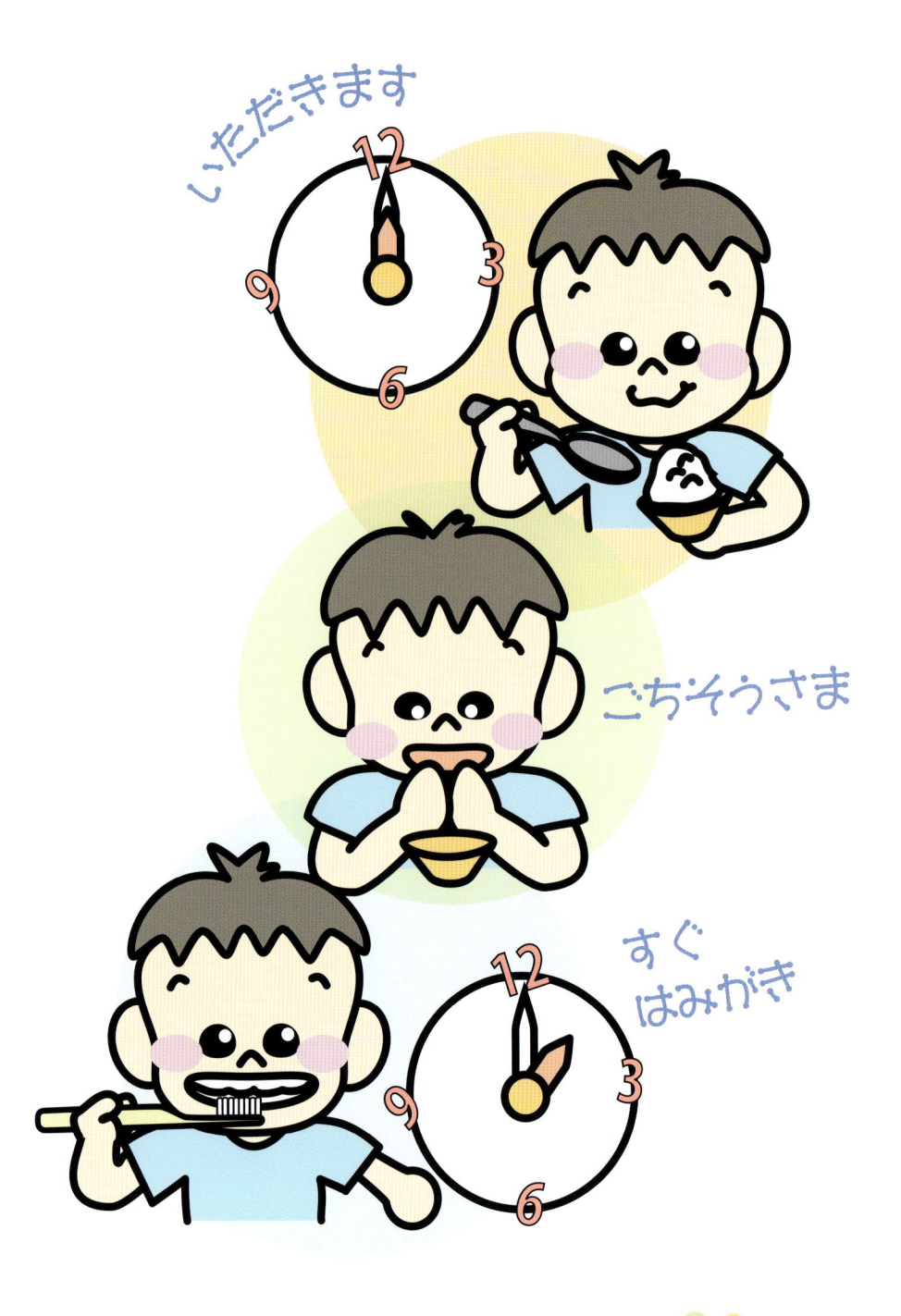

ごちそうさま

すぐ
はみがき

4　歯磨きを実践する

3

いつから歯磨剤を使うの？

　市販されている多くの歯磨剤にはフッ化物が含まれていて，むし歯予防に効果があります．しかし，歯磨剤を使用すると，歯磨剤に含まれている発泡剤や香料によって口の中が泡だらけになり，磨けていないうちにさっぱり感が得られるため，磨き残しの心配があります．まず，歯磨剤をつけずに磨くことから始めましょう．

　具体的には，3歳児までは寝かせ磨きが推奨されるため，歯磨剤は使わないようにします．立位や座位での歯磨きに移っても，うがいが上手にできない子どもには，やはり歯磨剤は必要ありません．うがいができる4歳ころからフッ化物配合の歯磨剤を使い始めましょう．

　幼児期前半では，歯磨剤の変わりにフッ化物を用いるとよいでしょう．まず，水による歯磨きを丁寧に行ったあと，市販のフッ化物歯面塗布用のジェル，泡状あるいは溶液を歯ブラシにつけ，から磨きをするように歯にフッ化物を塗布する方法（ダブルブラッシング法）が推奨されています．とくに，就寝前のダブルブラッシング法は再石灰化効果が高いといえます．

　フッ化物の応用は生涯を通じて有効なむし歯予防のツールとなります．さらに，低濃度でかつ長時間の曝露が有効であるため，家庭で毎日行う歯磨剤によるフッ化物応用は重要です．そのため，より効果的な使用方法を知っておくことは，保育者としても大切なことです．

実践したいこと

　年齢を考慮したうえで歯磨剤を使うようにしましょう．まずは，歯磨剤を使わずに磨いて，口の中のさっぱり感を覚えることが大切です．

ブク
ブク

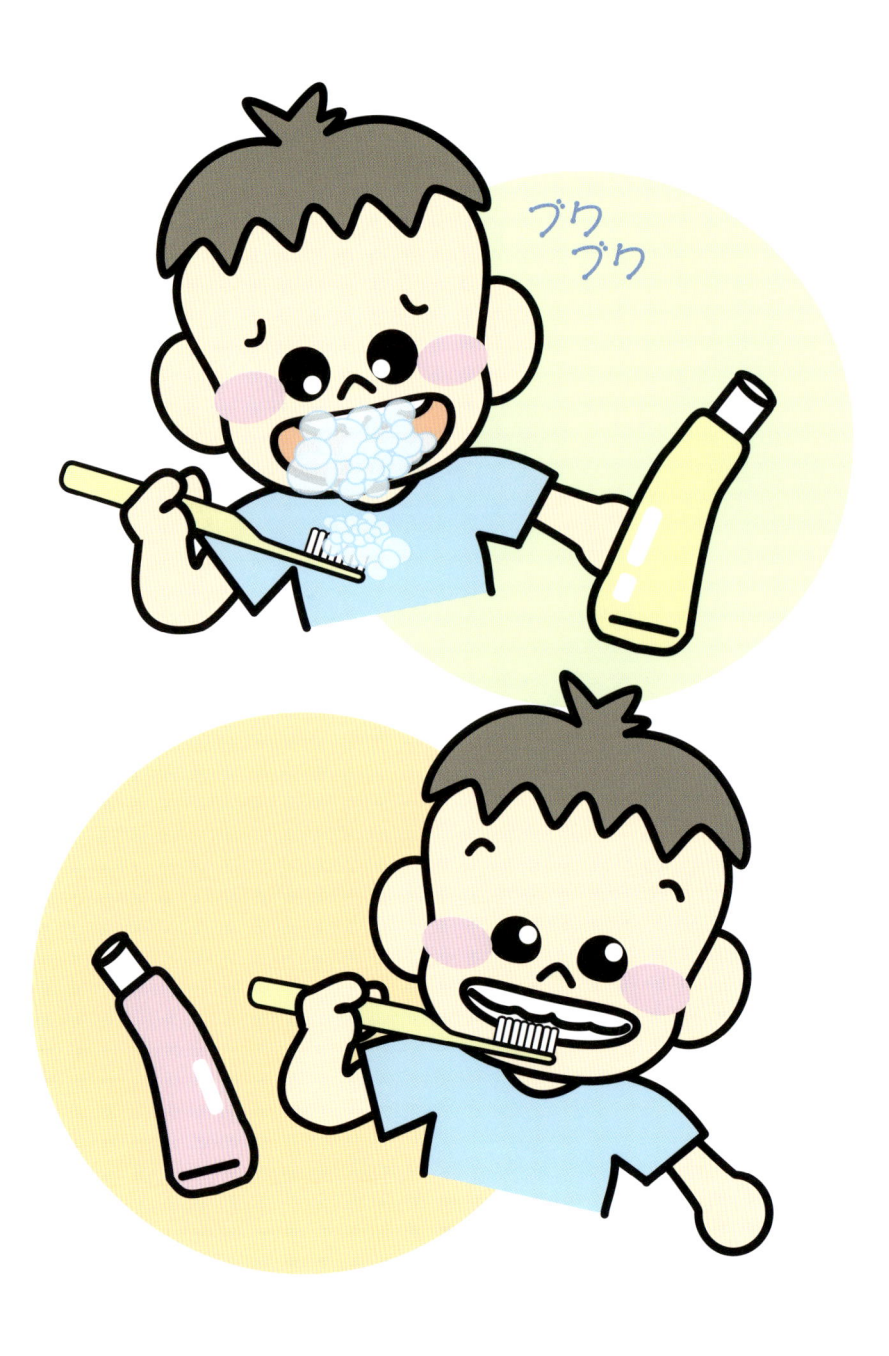

4 歯磨きを実践する

4

歯磨きを嫌がります．どうすればいいの？

　まず，子どもにとって「歯磨きは嫌なもの」ということを前提に考えましょう．ただ奮闘するだけでは解決にはなりません．正しい知識をもつことで，問題解決の糸口をみつけることができるはずです．

　まず，歯磨き準備期をご存知でしょうか？

　乳児では，乳首以外のものを排除しようとする反射（舌突出反射）があります．反射は生後4〜5か月ころに弱くなり，6か月ころにはなくなります．この反射が消えるころになると，衣類やおもちゃなどをなめる，しゃぶる行為がよくみられるようになります．これが歯磨き受け入れ準備期で，重要な意味をもちます．口の周りや口の中を触るようにしましょう．これらの行為がないまま，歯が生える8か月ころいきなり歯磨きを始めたら，びっくりするのは当然です．歯が生え始めたからといって，いきなり歯ブラシを使うことはお勧めできません．

　また，乳幼児期はさまざまなウイルスに感染しやすく，歯肉の腫れや出血，口内炎などの症状がみられます．痛みのため歯磨きがむずかしい場合には，清拭程度でかまいません．ウイルスに感染しても，おおよそ1週間で症状はなくなります．

実践したいこと

　1歳ころ上下の前歯が生えそろいます．それ以前であれば，ガーゼや綿棒による清拭で十分です．1歳前後から，歯の清拭に加え歯ブラシの感触に慣れさせましょう．歯の生え方や口の中を触られる感覚は個人差が大きいので，焦らずにゆっくり進めましょう．

ペロリ

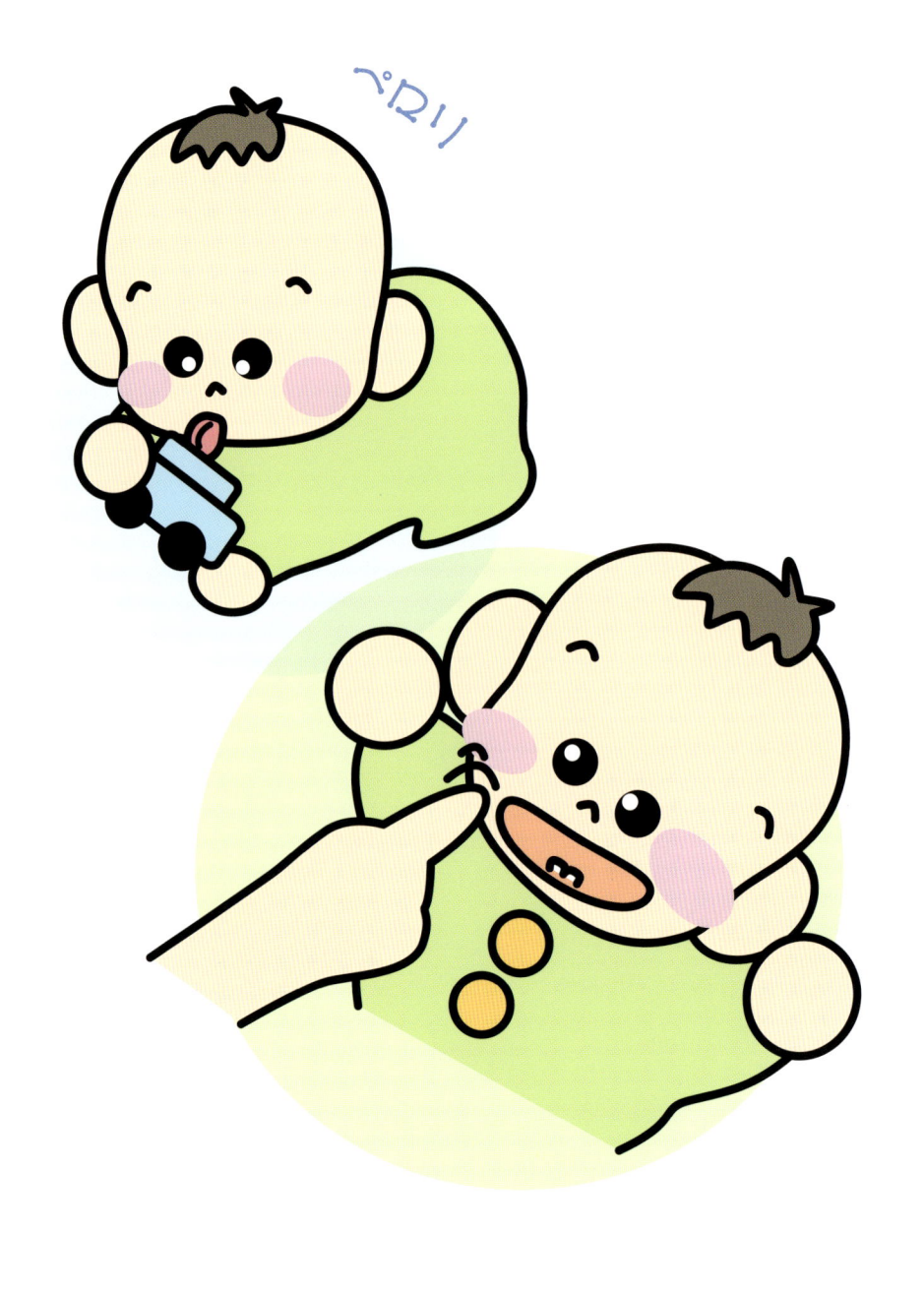

4 歯磨きを実践する

5

仕上げ磨きはいつごろまでするの？

　5歳ころになると歯磨きは上達しますが，やはり，子どもだけの歯磨きでは不十分です．子どもに歯磨き習慣を身につけさせるためには，子どもが歯磨きをしたあと，必ず保護者による仕上げ磨きをするようにしましょう．

　仕上げ磨きのポイントは，つぎの2つです．

① 子どもの歯磨きをよく観察し，磨けていないところやむし歯になりやすいところ（p.10，p.58参照）をチェックして磨く．

② 子どもの歯ブラシと仕上げ磨きの歯ブラシは，別のものを使用する．

　8歳ころまでは仕上げ磨きが必要だといわれていますが，あまり年齢にとらわれることなく，子どもの歯磨きの様子をもとに仕上げ磨きの卒業時期を判断するようにします．

　子どもが歯磨きをしているとき，ひじと肩の動きを観察してみてください．ひじや肩が大きく揺れているようであれば，まだ細かいところまで磨けていないサインということになります．しっかり固定できているようなら，もう安心です．8歳ころには，ひじや肩を大きく動かすことなく歯ブラシを細かく動かすことができるようになります．

実践したいこと

　第一大臼歯（6歳臼歯）が萌出し，2～3年間はむし歯になりやすい時期のため，保護者による仕上げ磨きは重要になります．上下の第一大臼歯でむし歯になりやすい場所が違うことも意識して磨きましょう(p.100参照)．

4 歯磨きを意識する

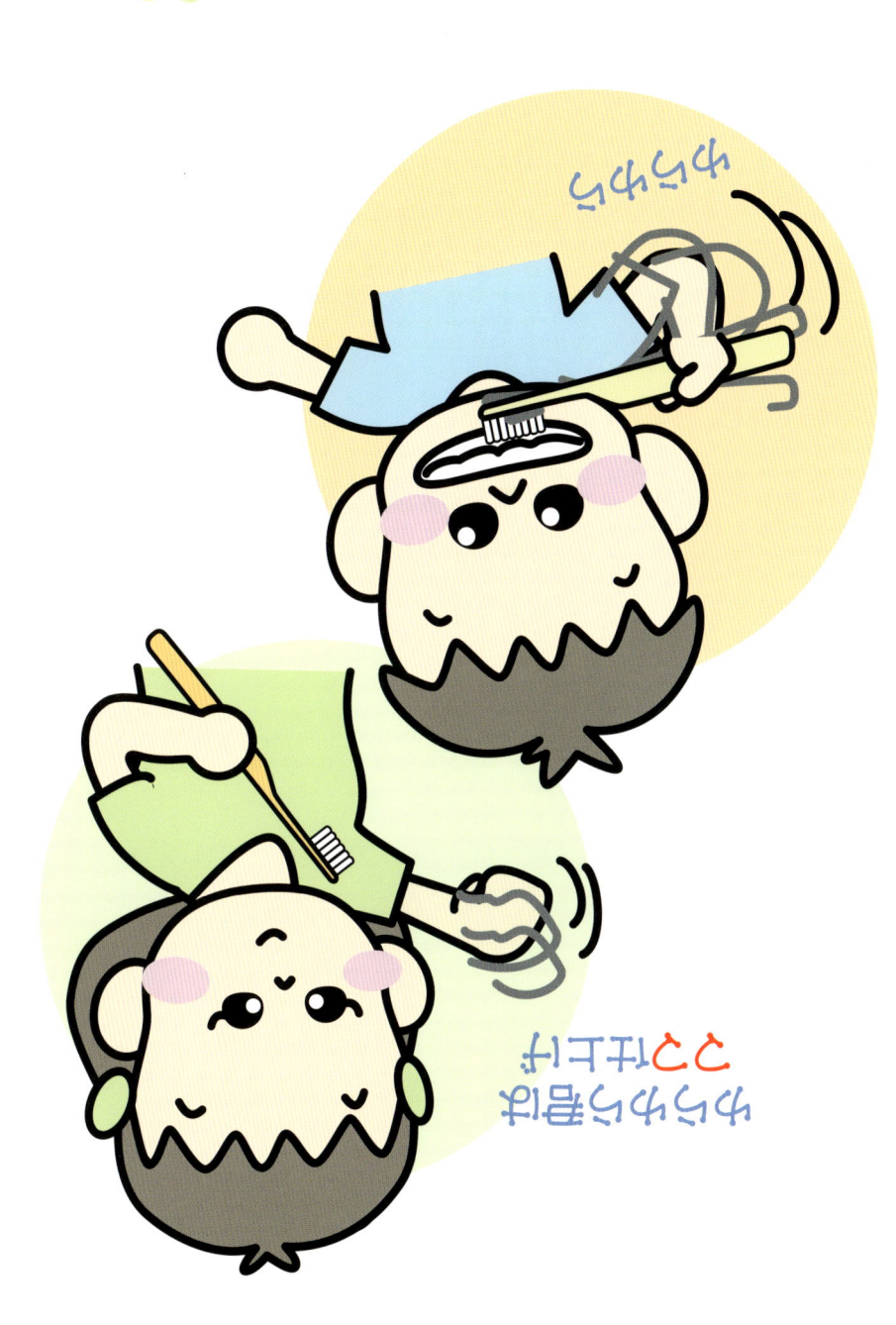

しゃかしゃか

ごしごし
しゃかしゃか

6

時間がない！　歯磨きのコツは？

　子育て中のお母さんにとって1日はあっというまです．朝のあわただしさや就寝前の忙しさのなかで，しっかりとした歯磨きをするのは，決して容易なことではありません．ましてや，子どもを二人，三人育てているお母さんにとっては至難のわざです．時間がないなかでも歯磨きのコツをつかみ，毎日の仕上げ磨きを乗り切っていただきたいものです．

　まず，食後の歯磨きは大切ですが，1日のなかで順位をつけましょう．子どもは睡眠時間が長く，唾液の分泌量も減ることから，就寝前の歯磨きが最も大切になります．また，2歳児や3歳児の延長保育では，昼寝の時間があるため，昼食後の歯磨きも大切になります．

　つぎに，磨く順序（①咬み合わせて前歯，②下の奥歯，③上の奥歯，④咬み合わせて奥歯，⑤上の前歯の裏側，⑥下の前歯の裏側）を決めましょう．忙しい毎日ですから，順番を決めていないと，磨いたか磨いていないかわからなくなってしまいます．ただし，時間がないからといって，乱暴な急ぎ磨きは禁物です．仕上げ磨きでは，漠然と歯ブラシの毛先を動かすのではなく，つま先磨きや，かかと磨きを意識しましょう．

　最後に，子どもの年齢を頭に入れ，年齢によってむし歯のできやすい場所を意識して磨きましょう（p.58参照）．とくに，4歳から5歳では，奥歯の歯と歯の間がむし歯になりやすいため，歯ブラシの毛先が歯と歯の間に入っていることを確認するようにしましょう．

実践したいこと

　歯磨きは毎日のことです．コツをつかみ効果的な歯磨きを心掛けましょう．そのためには，つぎのページの「年齢によるむし歯のでき方」を意識して磨いてみましょう．

つまさきみがき

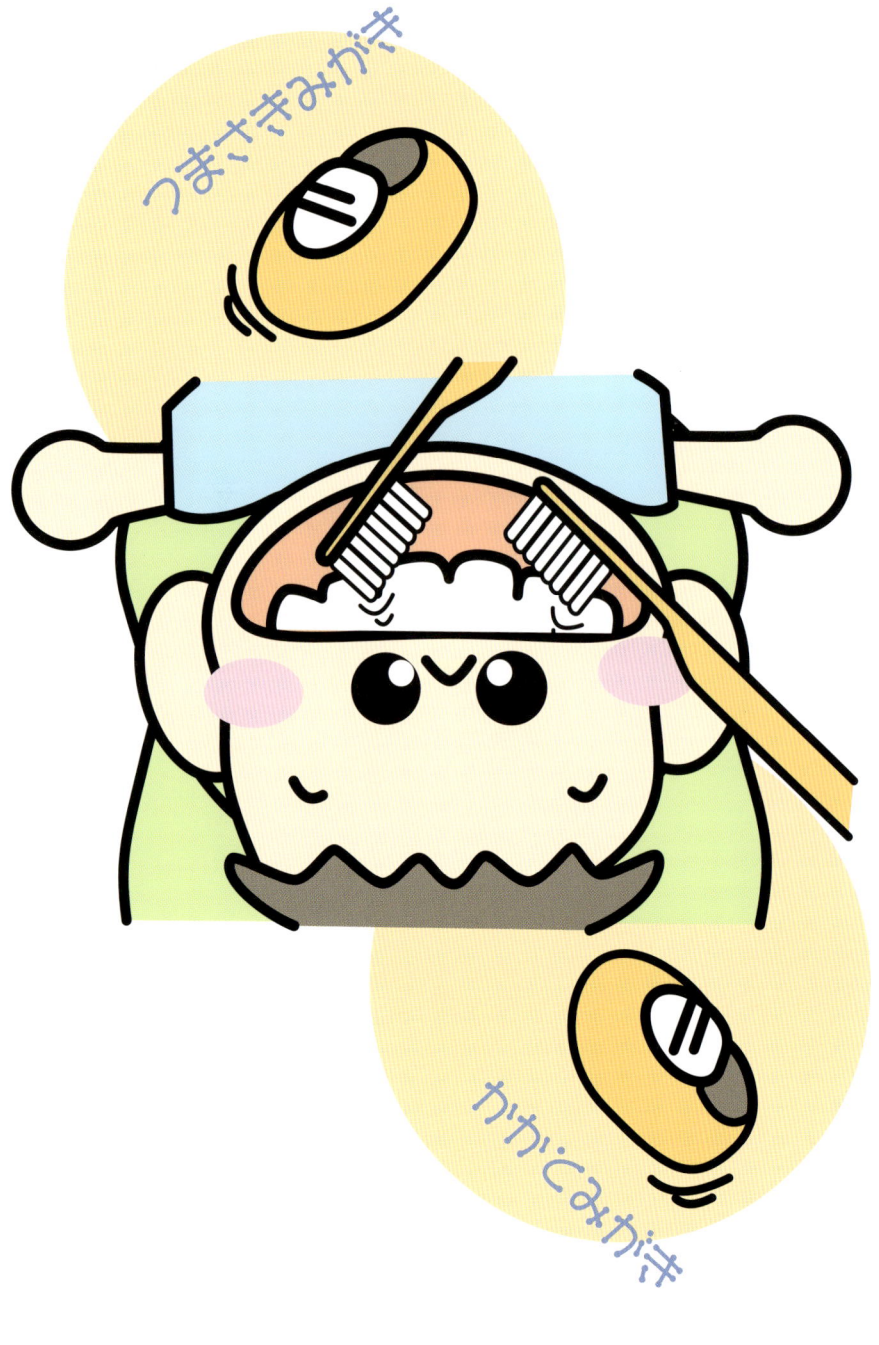

かかくみがき

4 歯磨きを実践する

年齢によってむし歯のでき方は違うの？

　子どものむし歯は大人とは違い，でき方に特徴があります．

　1歳から2歳では，前歯の外側（唇側）や隣接面にむし歯ができやすく，上の前歯がむし歯になりやすいのです．その理由は，上の前歯は自浄作用が働きにくいからです．2歳までは，とくに，上の前歯を丁寧に磨きましょう．ただし，神経質になって時間をかけすぎないように，1日1回の丁寧な歯磨きを心掛けましょう．

　2歳後半から3歳までは，奥歯の溝がむし歯になりやすくなります．仕上げ磨きは，奥歯の咬み合う面の溝を丁寧に磨きましょう．

　そして，4歳から5歳では，奥歯の歯と歯の間がむし歯になりやすいため，仕上げ磨きのあと，フロスを使って，歯と歯の間の汚れを取り除くようにしましょう．

　しかし，歯磨きだけではむし歯予防は完ぺきではありません．食生活習慣やフッ化物の応用による歯質の強化など，幅広い予防対策も合わせて考える必要があります．

　さらに，すべての年齢を通じて就寝前の歯磨きとフッ化物の応用が最も大切になります．就寝中は唾液の分泌量が低下するため，フッ化物の濃度を一定に保つことができ，かつ，食物摂取がないため唾液のpHもほぼ一定に保たれることから，効率的にフッ素イオンを歯に取り込むことができます．

実践したいこと

　就寝中は，歯の石灰化にとって，とても大切な時間です．就寝前にしっかりした歯磨きとフッ化物洗口や塗布をすることで再石灰化を促進し，丈夫な歯をつくりましょう．

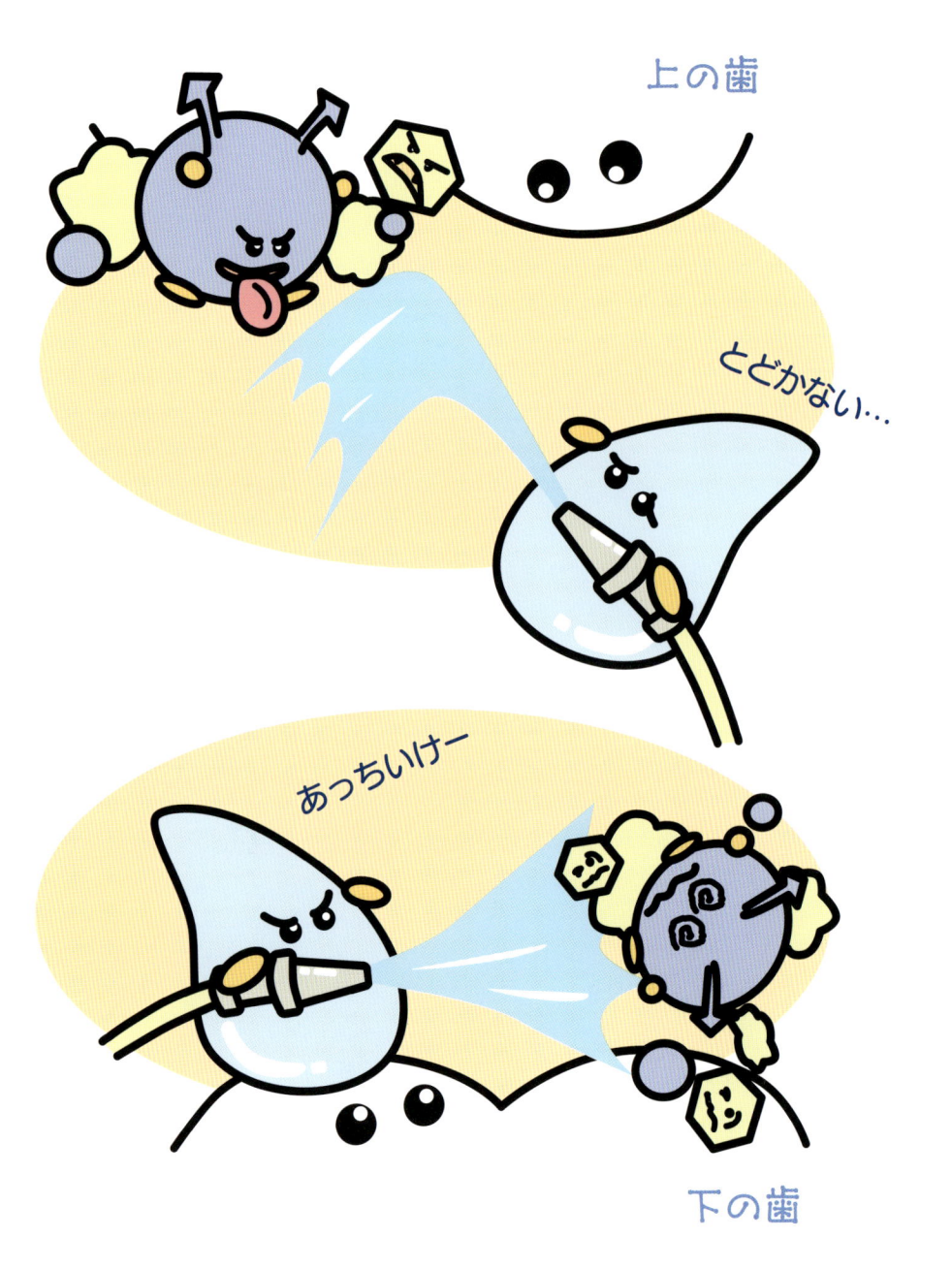

8

歯ブラシの選び方や持ち方は？

　むし歯予防を実践するうえで，歯磨きの重要性はもちろんのこと，磨き方だけでなく，歯ブラシの選び方も大切になります．歯ブラシは，どこでも手軽に入手でき，持ち方も見よう見まねでできるものです．しかし，歯磨きは毎日のことですから，歯ブラシの選び方や持ち方について，正しい知識をもつことはとても重要です．また，歯の磨き方についても同じことです．ぜひ，歯科医院を受診し，指導を受けるようにしましょう．

　3歳までの歯磨きは，お母さんによる仕上げ磨きが中心になります．仕上げ用歯ブラシは，ヘッド部は毛が短く弾力があり，ネック部が少し長めのものを選ぶようにしましょう．口の中をよく見て，歯だけをやさしく磨きます．歯ブラシ圧を考えてペングリップで磨きます．

　一方，子ども用の歯ブラシは，ヘッドが小さく，やや硬めでネックの短いものを選ぶようにしましょう．一番の目的は，歯磨きの習慣づくりなので，子どもが握りやすいようにグリップは丸く太めのものを選びます．

　3歳をすぎると，奥歯が生えそろう時期になります．仕上げ磨き用の歯ブラシは，奥歯をしっかり磨けるように，ヘッド部は15 mm程度で，毛足は短めのものを選ぶようにします．子どもの歯ブラシは，グリップがストレートで握りやすいものを選びましょう．

実践したいこと

　歯磨きをしている子どもの様子を観察するのはとても大切です．歯ブラシの握り方や，歯ブラシが手の中で回転していないかチェックしましょう．

ペングリップ

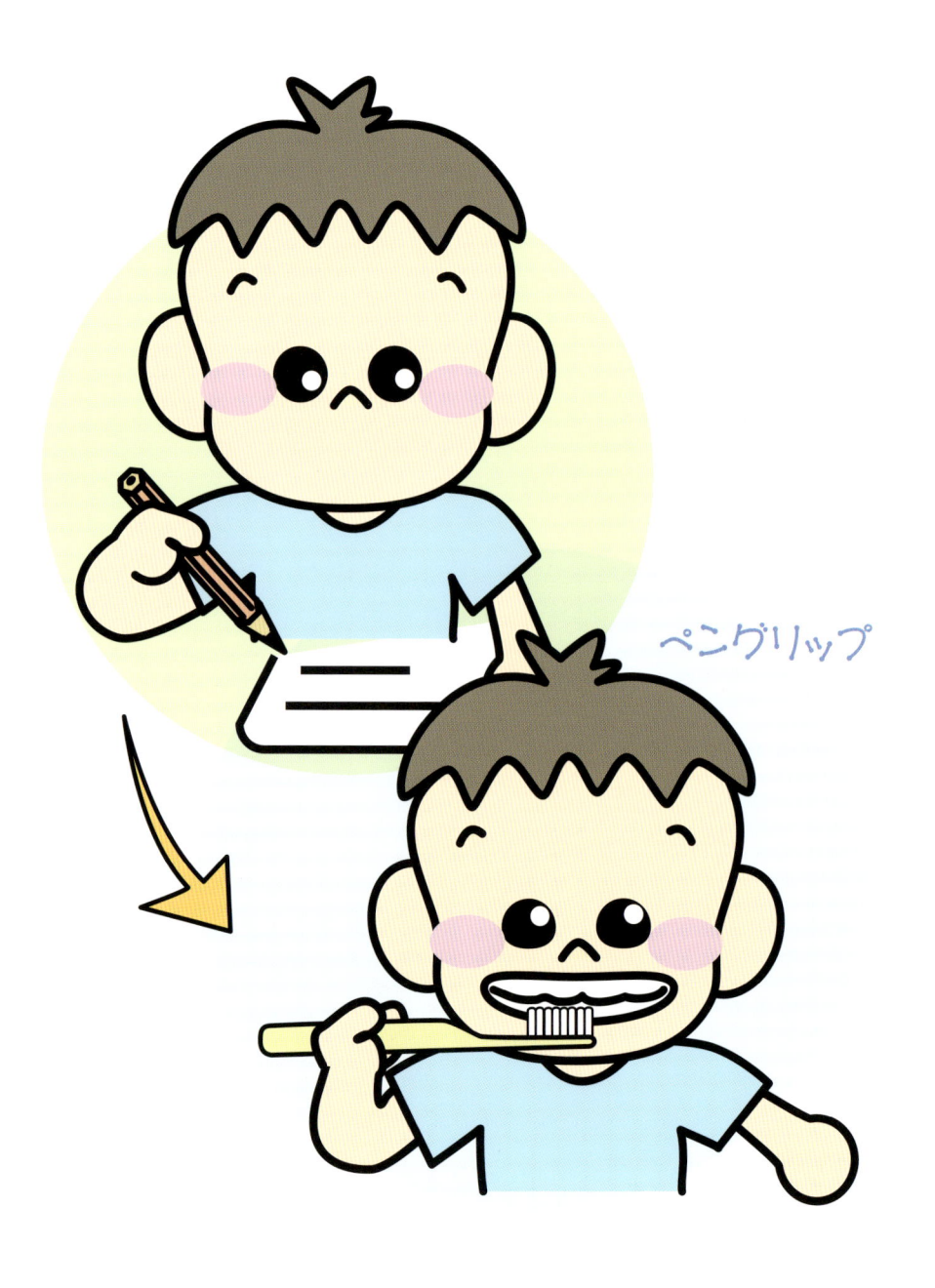

4 歯磨きを実践する

9

歯磨き習慣を身につけるには？

　歯磨き習慣を強く意識しなければならないのは，幼児期後半です．３歳をすぎると，子どもの運動機能，言語，思考，社会性が急速に発達します．子どもの手指の運動能力も高まるため，自分である程度磨けるようになります．

　歯磨き習慣を身につけるには，まず子ども自身に磨かせて，そのあとで仕上げ磨きをしましょう．この順番が大切です．むし歯が心配で，保護者が仕上げ磨きをしてしまい，子どもに歯磨きをさせないという話も聞きますが，これは仕上げ磨きではありません．子どもの歯磨きと保護者による仕上げ磨きは必ずセットで行います．

　そして，家族が子どもの前で楽しそうに歯磨きをしている姿は，小さな子どもにも十分に伝わります．歯磨き習慣を身につけるための近道はありません．家族が協力して，子どもが楽しく歯磨きができる環境づくりを心掛けることが大切です．

　一方，歯ブラシを口に入れたまま転倒すると，歯ブラシが上あごや頬に突き刺さる大事故につながることがあります．事実，そのような事故が報告されています．歯ブラシ事故の救急搬送を年齢別にみると，1〜2歳児が大半を占めています（日本小児歯科学会リーフレットより）．しかし，歯ブラシは危険なものではありません．歯ブラシのくわえ歩きをさせないこと，歯磨き中の子どもから目を離さないことが予防策になります．

実践したいこと

　子どもが使う歯ブラシについても，ただ買い与えるのではなく，一緒に選んであげることが大切です．そうすることで歯ブラシに愛着をもつようになり，歯磨き習慣が身につきやすくなります．

じょうず！
じょうず！

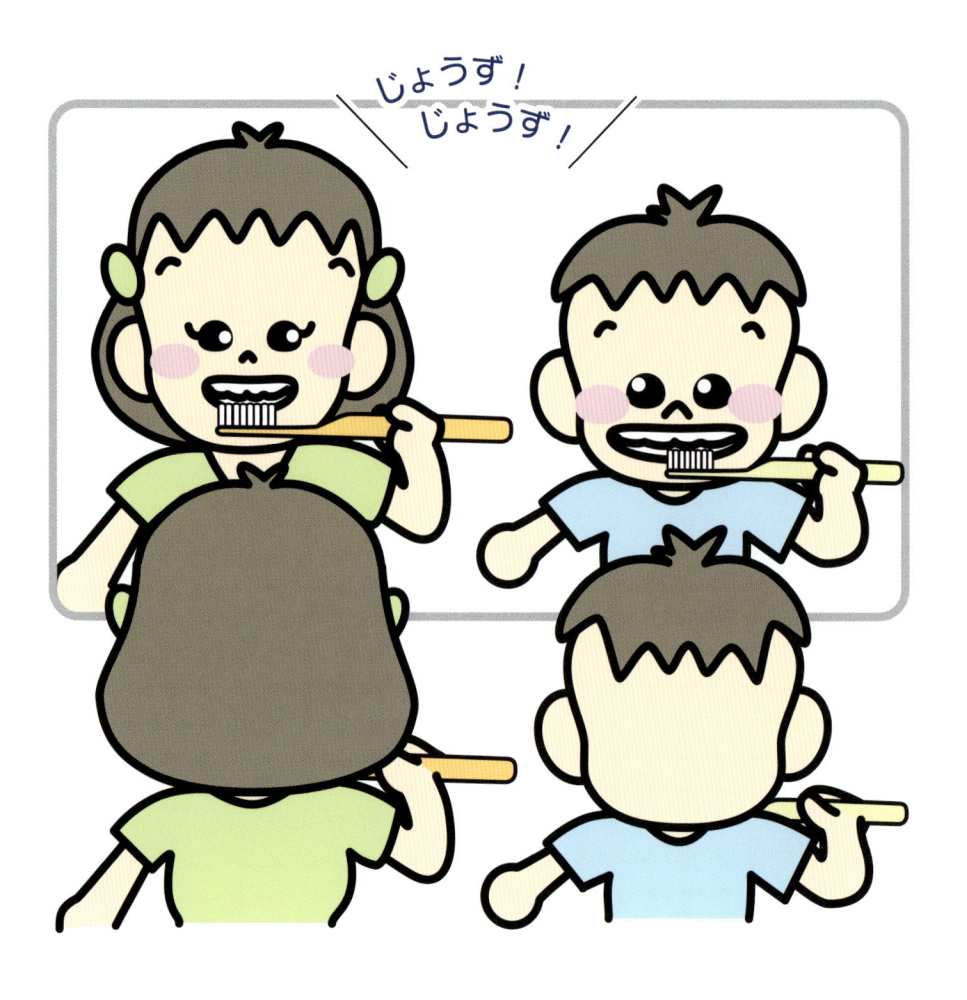

4　歯磨きを実践する

5

シーラントを知る

シーラントってなに？

　乳歯も永久歯も，奥歯には「小窩裂溝」とよばれるくぼみや溝があります．とくに，生えたばかりの未熟な歯は，小窩裂溝が複雑で，むし歯になりやすいのです．では，なぜ生えたばかりの歯はくぼみや溝が深くて複雑なのでしょうか．それは，上下の歯が咬み合わないため，歯のすり減りがほとんど起こらないからです．このむし歯になりやすいくぼみや裂溝を樹脂でふさぐことで，むし歯の予防や進行の抑制を目的として開発されたのがシーラントです．咬み合う面（咬合面）の小窩裂溝は乳歯に比べ永久歯のほうが深いため，より効果が高いといわれています．

　シーラントの具体的な方法は，くぼみや溝の部分を酸で処理し，樹脂材を埋め込みます．簡単で子どもへの負担も少ない予防処置といえます．シーラントの色は，無色，白色，ピンクなどがありますが，選択は自由です．ピンクはシーラントの適合状態を素早く観察できるので，障がいのある子どもにも用いられます．

　シーラントをすれば「毎日の歯磨きは必要ないのでは」と考えるのは大きな間違いです．複雑なくぼみや溝を樹脂材でふさぐことの意味は，歯磨きをしやすくすることであり，歯磨きをしなくてよいということではありません．また，最近のシーラント材はフッ化物が入っていて，シーラントをしたあと，ゆっくりとフッ素イオンが歯に染み込むようになっています．そのため，くぼみや溝だけでなく，その周囲の歯質の耐酸性も向上することがわかってきました．

実践したいこと

　年齢や口の中の環境によってシーラントの実施時期は異なります．定期的に歯科医院を受診し，相談しましょう．

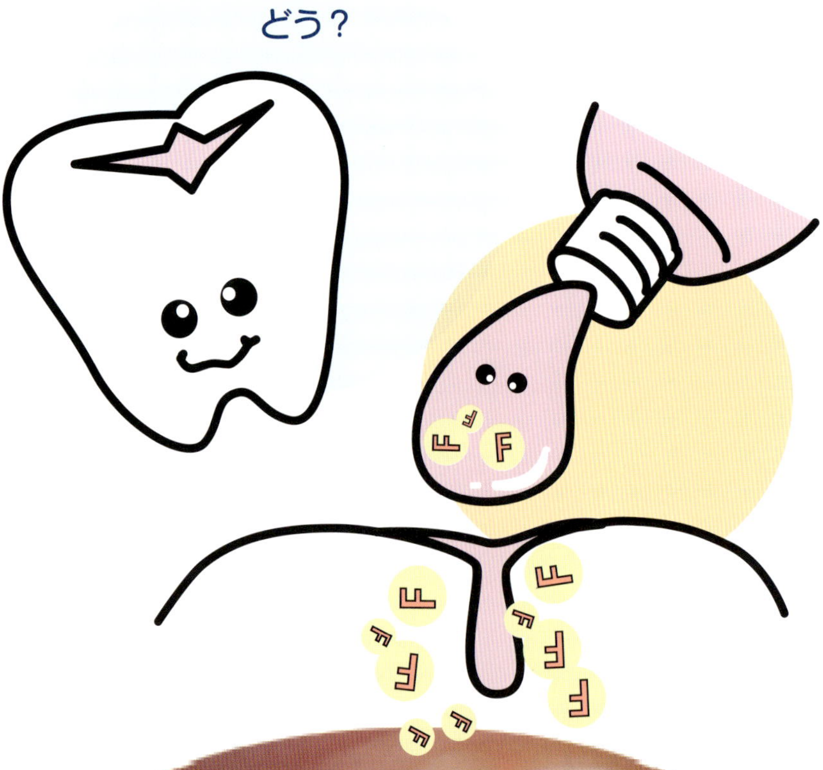

どう？

5　シーラントを知る

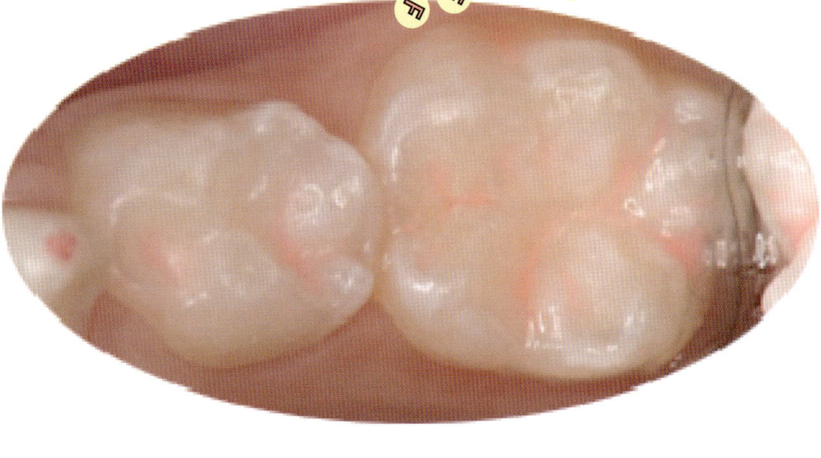

2

どんな状態の歯に効果的なの？

　歯は，咬み合う面だけに溝があるわけではありません．頬側にも内側にも溝があり，溝を断面でみるとV字状あるいはU字状，こん棒状などさまざまなタイプがあります．とくに，こん棒状で深く狭いタイプでは，歯ブラシの毛先は溝の奥まで届きません．当然，自浄作用が働きにくいため，食べかすがたまりやすく，むし歯になりやすいのです．そんなとき，むし歯の発生を抑え，再石灰化を促進させるための処置が，シーラントということになります．

　乳歯でも永久歯でもシーラントによるむし歯の予防効果が知られています．とくに，永久歯は生え始めてからの2年間は咬み合う面（咬合面）の溝が深いため，シーラントの効果が高いといわれています．

　永久歯のなかでも，とくに，第一大臼歯（6歳臼歯）はむし歯になりやすいことが知られています．上あごは歯の内側の溝が，下あごは頬側の溝がむし歯になりやすいのです．生えたばかりの歯はスポンジのように軟らかく，酸に対する対抗力が非常に弱い反面，さまざまなミネラルを吸収する力をもっています．そのため，フッ化物の入ったシーラントを溝に埋めることで，むし歯の予防効果が格段に高くなります．

実践したいこと

　第一大臼歯は乳歯の奥に生えてくるため，歯ブラシの毛先が届きにくく，歯磨きがむずかしいといわれています．そのため，歯磨きだけではむし歯予防に限界があるため，フッ化物の入ったシーラントを併用することが大切になります．つまり，第一大臼歯に対するシーラント処置が最も効果的といえます．

ひしっ

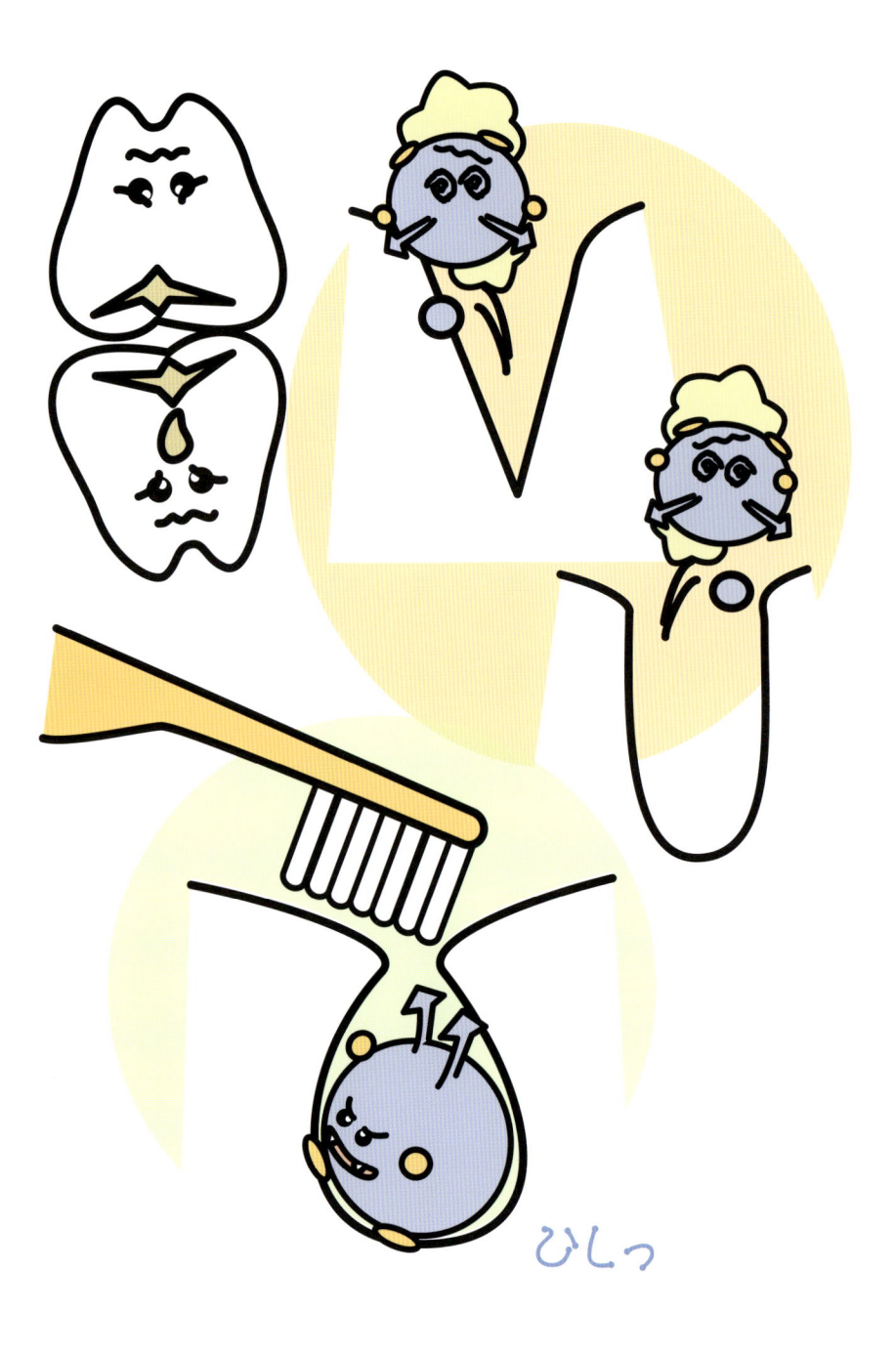

5 シーラントを知る

シーラントをしたら歯磨きは必要ないの？

　シーラントは，あくまで歯の溝を封鎖し，細菌の侵入を防ぎ，細菌の栄養となる糖質の供給を断ち切ることで酸による脱灰を止め，さらにはフッ化物の効果を利用して再石灰化を促す一連の過程です．

　シーラントの効果は，歯の溝に対しては証明されていますが，平滑な面には不向きです．つまり，上下の歯が咬み合ったとき，溝には咬む力（咬合力）が伝わることはありません．しかし，平滑な面では，咬合力が加わったり，歯がこすれたりするため，シーラントがはがれてしまいます．そのため，平滑な面のむし歯予防はフッ化物の塗布と歯磨きの徹底ということになります．

　歯磨きの習慣が身についてこそシーラントの効果が発揮されるのです．歯磨きをすることでシーラントがすぐにすり減ってなくなってしまうことはありません．しっかり磨きましょう．

　歯磨きをしないことでシーラントの周りにプラークが溜まり，バイオフィルムがつくられ，酸による脱灰が起こると，シーラントと歯の間にすき間ができ，その中に細菌が侵入することがあります．シーラントでフタをされた状態の溝の中に細菌が侵入すると，歯ブラシが届かないため，むし歯が一気に進行してしまいます．

実践したいこと

　シーラントを行うことで，歯のくぼみや溝をむし歯から守ることができます．また，フッ化物の歯面塗布や洗口により，平滑な面をむし歯から守ることができます．

No!!

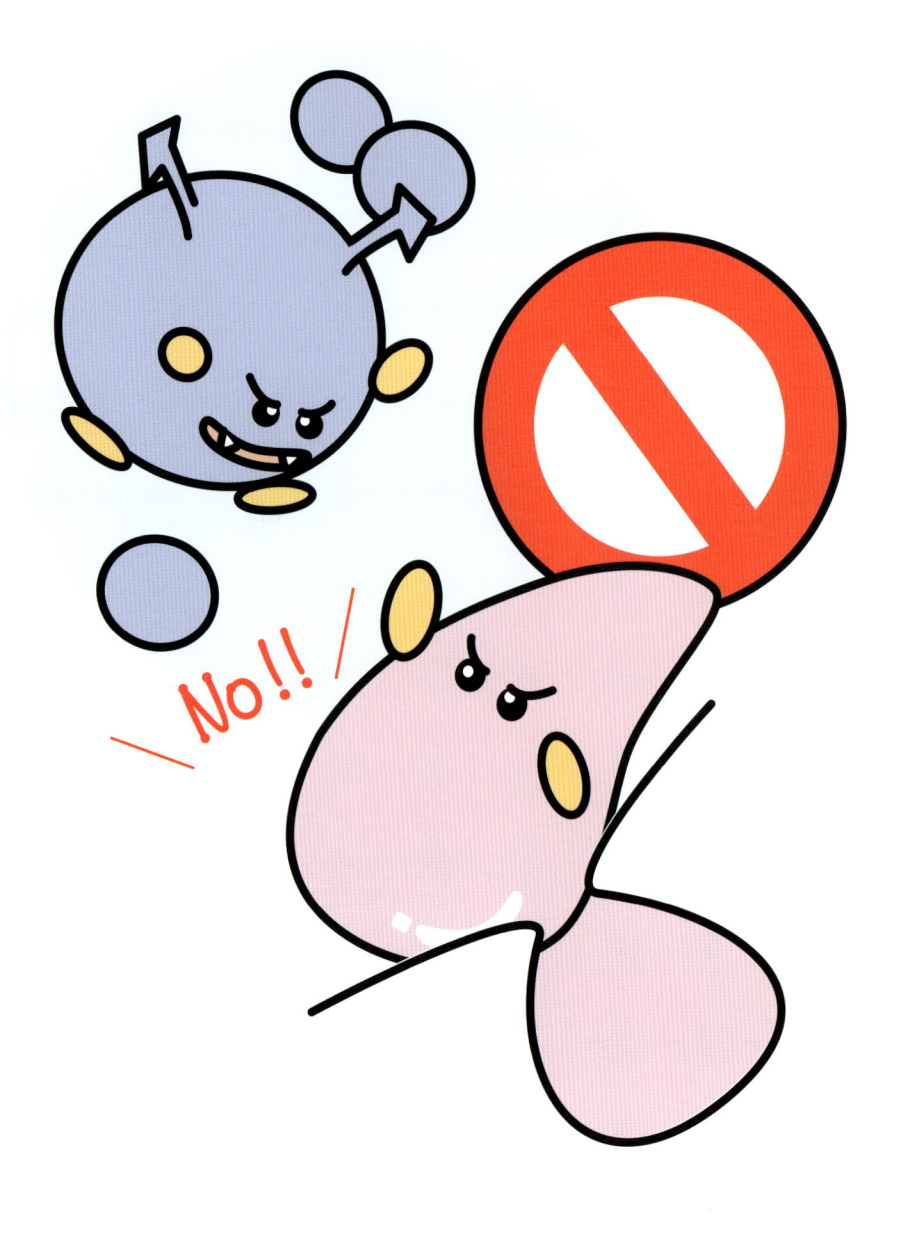

5 シーラントを知る

6

フッ化物の用い方

フッ化物の効果ってなに？

　フッ素という元素は，ほかの元素とくっつきやすい性質があるため，元素というかたちではなく化合物として存在しています．

　むし歯予防のためのフッ化物としてはフッ化ナトリウムがよく使われますが，これは，蛍石（ほたるいし）や氷晶石（ひょうしょうせき）などの鉱物から精製されます．フッ化ナトリウムは，水に溶けるとイオン化してフッ化物イオン（フッ素がマイナスイオンになっている状態）になります．当然，唾液中でもフッ化物イオンとして存在します．

　フッ化物の効果は，歯質を強化してむし歯になりにくい丈夫な歯をつくることです．歯の表面のエナメル質は，そのほとんどが無機質でハイドロキシアパタイトというリン酸カルシウムからできていますが，不安定な結晶です．そこで，エナメル質のハイドロキシアパタイトにフッ化物溶液を作用させると，フルオロアパタイトという酸に溶けにくい性質の安定した結晶に変化し，歯質が強化されます．

　さらに，フッ化物は，歯垢中の細菌にも作用し，歯垢の酸性度が高まるとフッ化物イオンが抗菌作用を示すようになり，細菌の活性を抑制し，酸の産生を低下させることで，むし歯の予防効果が得られます．そして，初期のむし歯に対して再石灰化を促進させる効果もあるため，非常に優れたむし歯予防法といえます．

実践したいこと

　フッ化物の利用方法は大きく分けて，フッ化物配合歯磨剤，フッ化物洗口，フッ化物歯面塗布の３つがあります．それぞれの使用方法を正しく理解し，むし歯予防を実践しましょう．

ガシッ

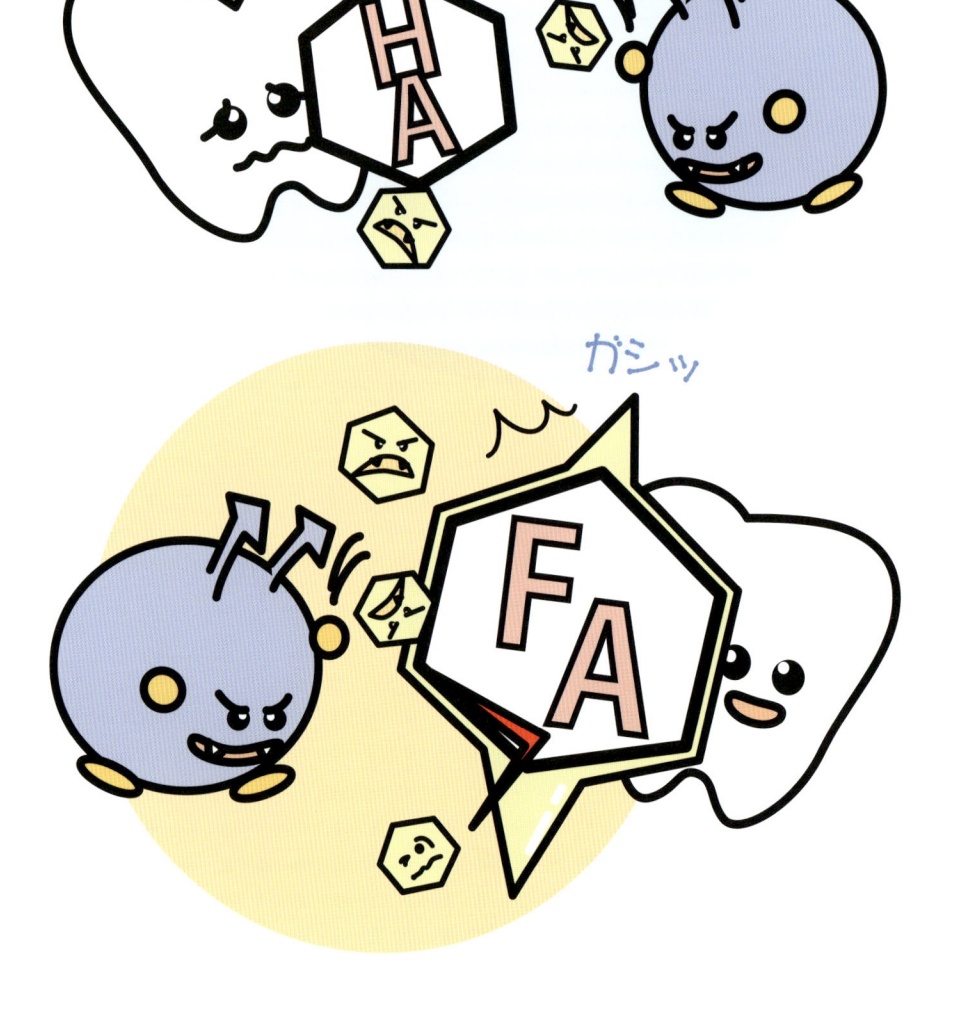

6 フッ化物の用い方

2

フッ化物配合歯磨剤の使い方は？

　歯磨剤を選ぶとき留意したいことは，フッ化物が入っているかどうかです．歯磨剤の箱やチューブに「薬効成分（薬用成分）」が記載されていて，そこに「モノフルオロリン酸ナトリウム」，「フッ化ナトリウム」などの記載があれば，フッ化物入りの歯磨剤です．

　歯磨剤に入れてよいフッ化物の濃度は上限が決まっているため，毎日使用しても安全です．ただし，うがいのできない乳幼児への使用については慎重にすべきであり，専門家に相談しましょう．

　歯磨剤を使うと，発泡作用があるため口の中が泡立ち，長い時間磨けないこともあります．歯磨剤をつけない「から磨き」をしたあとで，少量の歯磨剤をつけてもう一度磨くなどの工夫をするとよいでしょう．

　また，「から磨き」をしたあとで，少量のフッ化物（ムースやジェルタイプ）を歯ブラシにつけて，歯面に塗る「ダブルブラッシング法」も推奨されます．「から磨き」のあと歯磨剤やフッ化物を使用したら，唾液を吐き出したあと30分間は飲食やうがいを避け，フッ化物の濃度を保つようにします．

　最近では，吐き出しができない3歳以下の子ども用に低濃度の歯磨剤も市販されています．

実践したいこと

　幼児期前半では「から磨き」が中心となりますが，幼児期後半からはフッ化物配合の歯磨剤を使用してみましょう．毎日，低濃度のフッ化物を歯面に供給することで，むし歯予防を効果的に行うことができます．

Step 1
からみがき

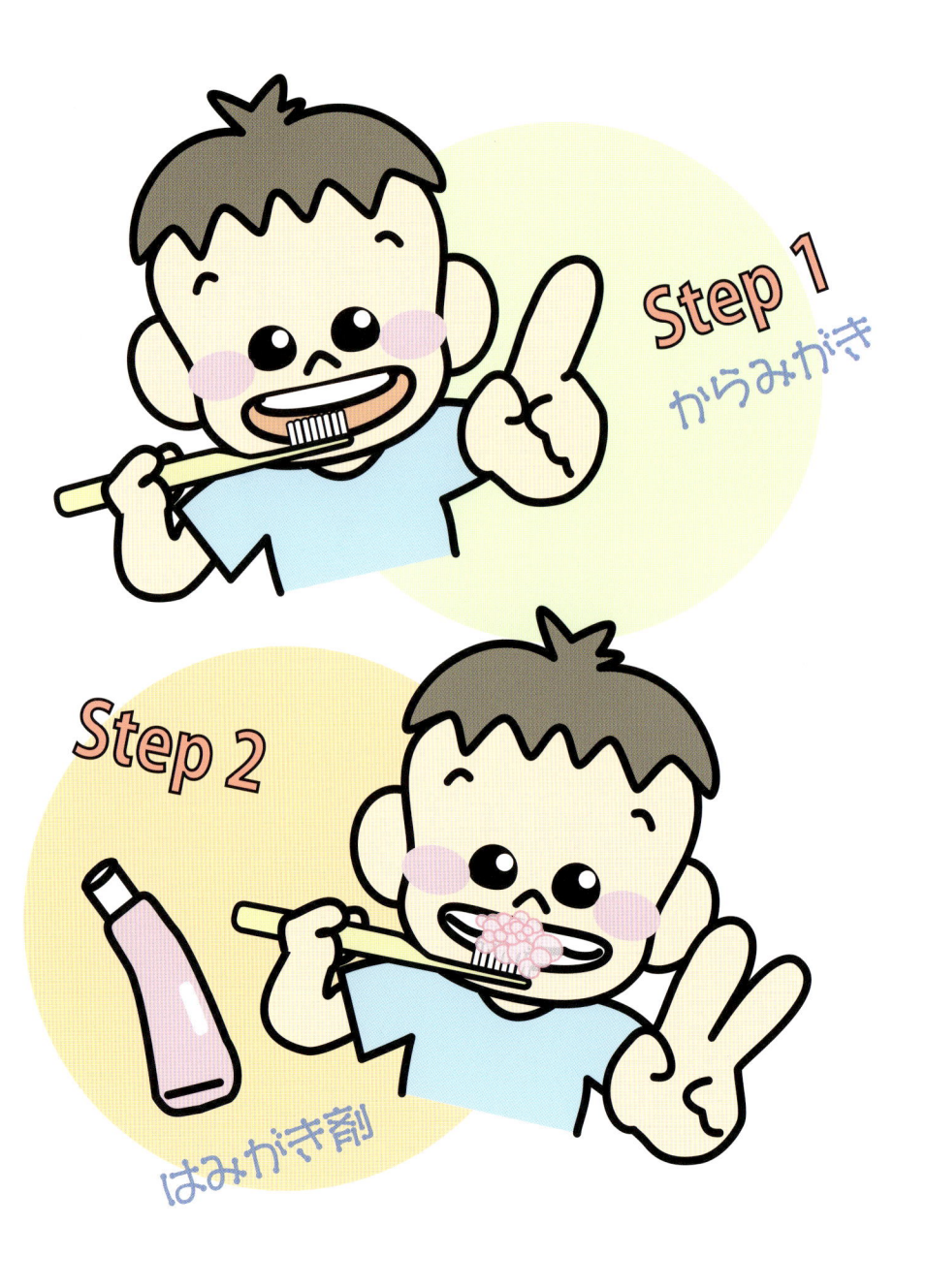

Step 2
はみがき剤

6 フッ化物の用い方

3

フッ化物洗口はいくつからできるの？

　フッ化物洗口はセルフケアの代表格です．歯は生えたあとの数年間が最もむし歯になりやすいので，その時期に積極的な予防を行う必要があります．すなわち，子どもは大人と違い，歯の生えたての時期があるため，フッ化物を応用したむし歯予防は大変重要な意味をもちます．そして，フッ化物の応用を継続することで，乳歯および永久歯のむし歯予防効果が発揮されます．

　フッ化物洗口は，予防効果や安全性が高く，セルフケアでも集団でも応用可能なため，世界的に推奨されています．そして，フッ化物洗口は，歯質の強化やバイオフィルムの抑制ばかりではなく，口の周りの筋肉の発達にも影響を与えます．

　洗口の対象年齢は，うがいのできる4歳ころから開始し，15歳ころまでです．顆粒タイプと液状タイプがあり，顆粒タイプは水に溶かして使います．洗口法には，毎日法（週5回法）と週1回法がありますが，その違いはフッ化物の濃度によるものです．当然，毎日法は週1回法に比べ低濃度のフッ化物を使います．

　具体的な洗口方法ですが，薬液を口に含み，約30秒〜1分間，薬液が十分に歯面に行きわたるようにします．1回に口に含む量は年齢によって考慮し，4〜5歳児で5〜7 mL，学童以上で10〜12 mL が適量です．

実践したいこと

　フッ化物洗口のポイントは，強くブクブクすることではありません．つまり，洗口液と歯が接触している短時間に歯質が強くなるわけではありません．洗口の強さよりも，ゆっくりと頬を膨らませ，口の中全体に行きわたらせることが大切です．

30秒～1分間

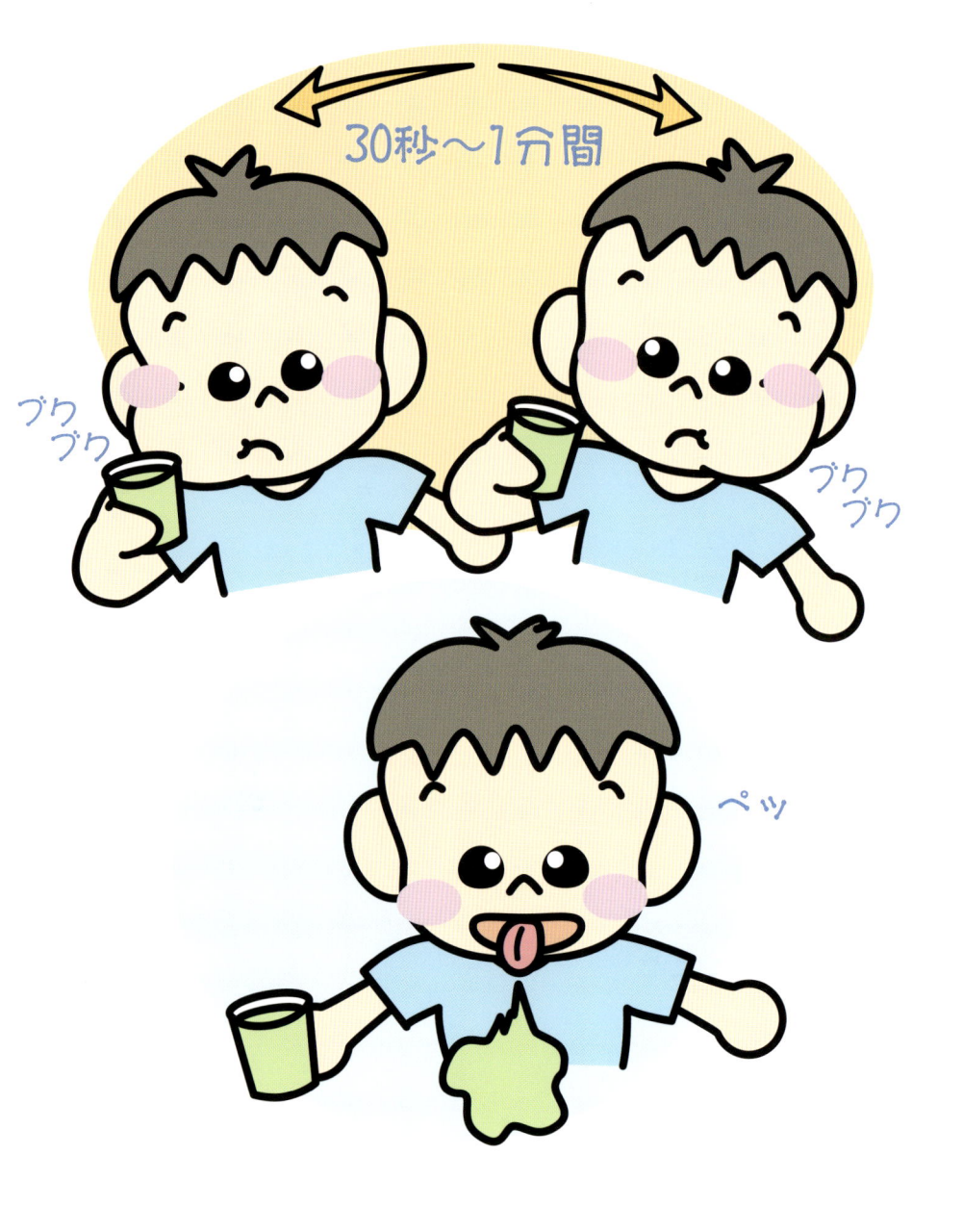

ブクブク

ブクブク

ペッ

6 フッ化物の用い方

4

フッ化物の歯面塗布は歯科医院でやるの？

　フッ化物の応用としては，セルフケアとプロフェッショナルケアとがあります．すでにセルフケアについては，フッ化物洗口法とフッ化物配合歯磨剤についてお話をしました．プロフェッショナルケアとは，フッ化物歯面塗布法とフッ化物含有のシーラント，PMTC（Professional Mechanical Tooth Cleaning：専門家による機械的な口腔清掃）にフッ化物含有の歯磨剤を用いる予防方法のことをいいます．

　プロフェッショナルケアとしての歯面塗布には，9,000 ppm という高い濃度のフッ化ナトリウム溶液を用いることが多く，フッ化物洗口法に用いる 225 ppm（毎日法）や，歯磨剤に含有される 1,000 ppm に比べ数十倍高いのが特徴です．そのため，歯科医院で塗布してもらいます．頻度は年に数回行います．

　高い濃度のフッ化物を塗布することで，歯の表面に水に溶けにくいフッ化カルシウムが生成され，徐々に唾液中に溶け出し，低い濃度のフッ化物供給源としてエナメル質に作用し，歯の結晶構造を安定化し，むし歯に抵抗する強い歯質をつくることができます．しかし，頻繁に塗布すると，歯の表面がフッ化カルシウムの層で覆われ，低い濃度のフッ化物がエナメル質の中に浸透しなくなるというマイナスの面が出てしまいます．

実践したいこと

　歯科医院で歯面の清掃をしたあと，フッ化物溶液を小綿球で直接歯面に塗ってもらうか，あるいはトレーに溶液を染み込ませて塗布します．溶液状，ゲル状，ムース状のものがあります．年齢などによって使い分けるとよいでしょう．塗布後 30 分程度は飲食を控えましょう．

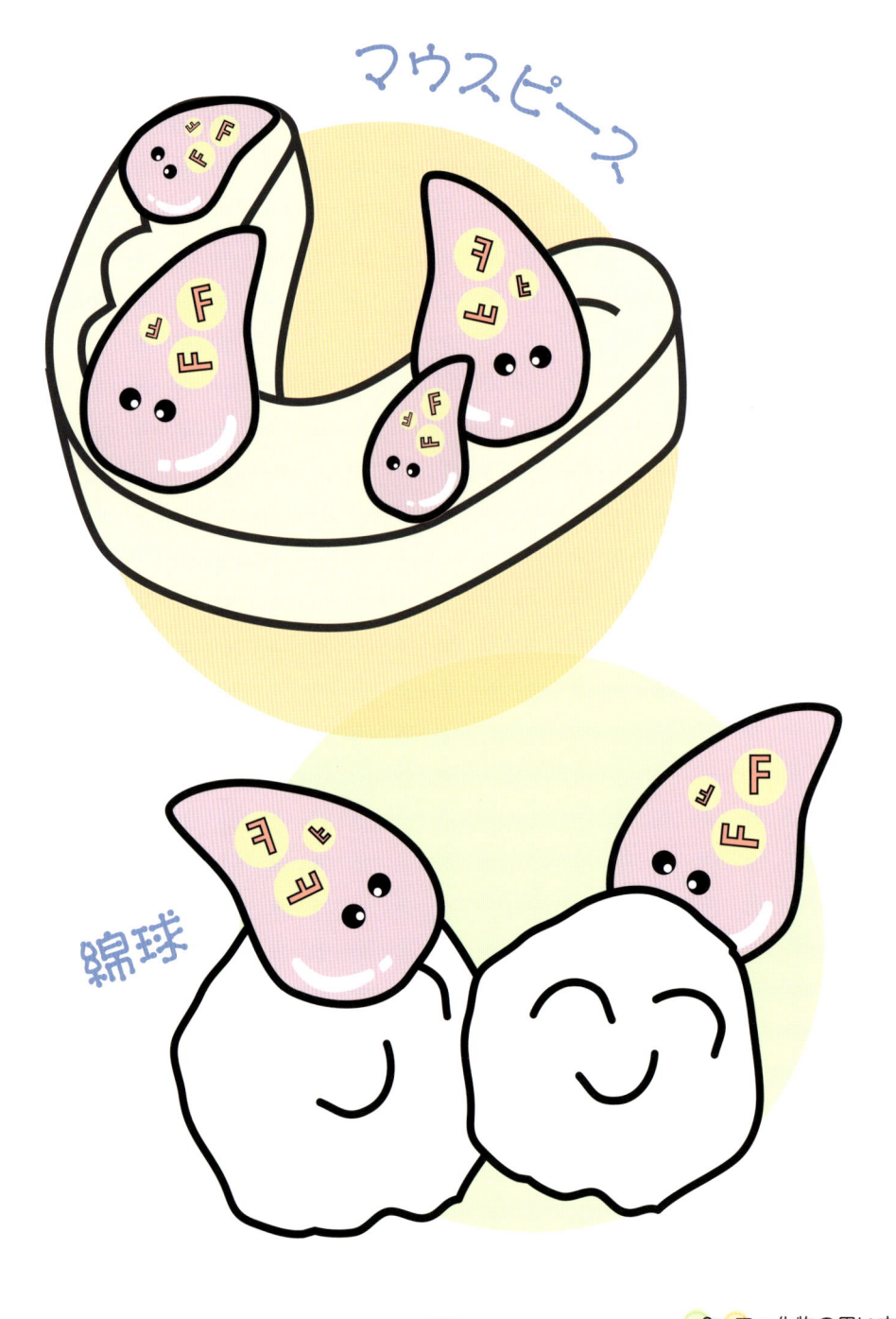

マウスピース

綿球

6 フッ化物の用い方

5

生えたての歯を守るには？

　人間が酸素を吸って二酸化炭素を吐き出すように，生えたばかりの歯は唾液中のカルシウムイオン，リン酸イオン，マグネシウムイオン，フッ素イオンなどを取り込むと同時に，炭酸イオンを排出して成熟します．とくに，生え始めから歯が完全に咬み合うまでの時期が大切です．この時期にイオンの交換がうまくいかないと炭酸イオンが排出されず，エナメル質内に残るため，エナメル質を構成するアパタイトという結晶が，いびつになったりゆがんだりして結晶性が低下します．写真➡に示すように，フッ素イオンが含まれるアパタイトは結晶性の高い六角形をしていますが，炭酸イオンを含んだアパタイトは丸く変形し結晶性が低下しているのがわかると思います．その結果，歯質が弱くなり，むし歯のリスクが高まることになります．

　では，食事でカルシウムをたくさんとると唾液中の濃度が高くなり，イオンの交換が上手くいくかというと，そんなことはありません．唾液の99%は水分であり，唾液の成分は血液からつくられるため，どんなにたくさんとっても血液中の濃度はほぼ一定に保たれます．つまり，食事によって成分が変わることは期待できません．大切なことは，心身ともに健康で，よく噛んで食べることです．

　ほかによい方法としては，フッ化物による洗口です．低濃度のフッ化物は，エナメル質のアパタイトに混在する炭酸イオンなどを追い出し，アパタイトの成熟を助けます．

実践したいこと

　フッ化物洗口を行いましょう．繰り返し行うことで生えたばかりの歯は成熟し，丈夫なエナメル質になります．

歯の結晶

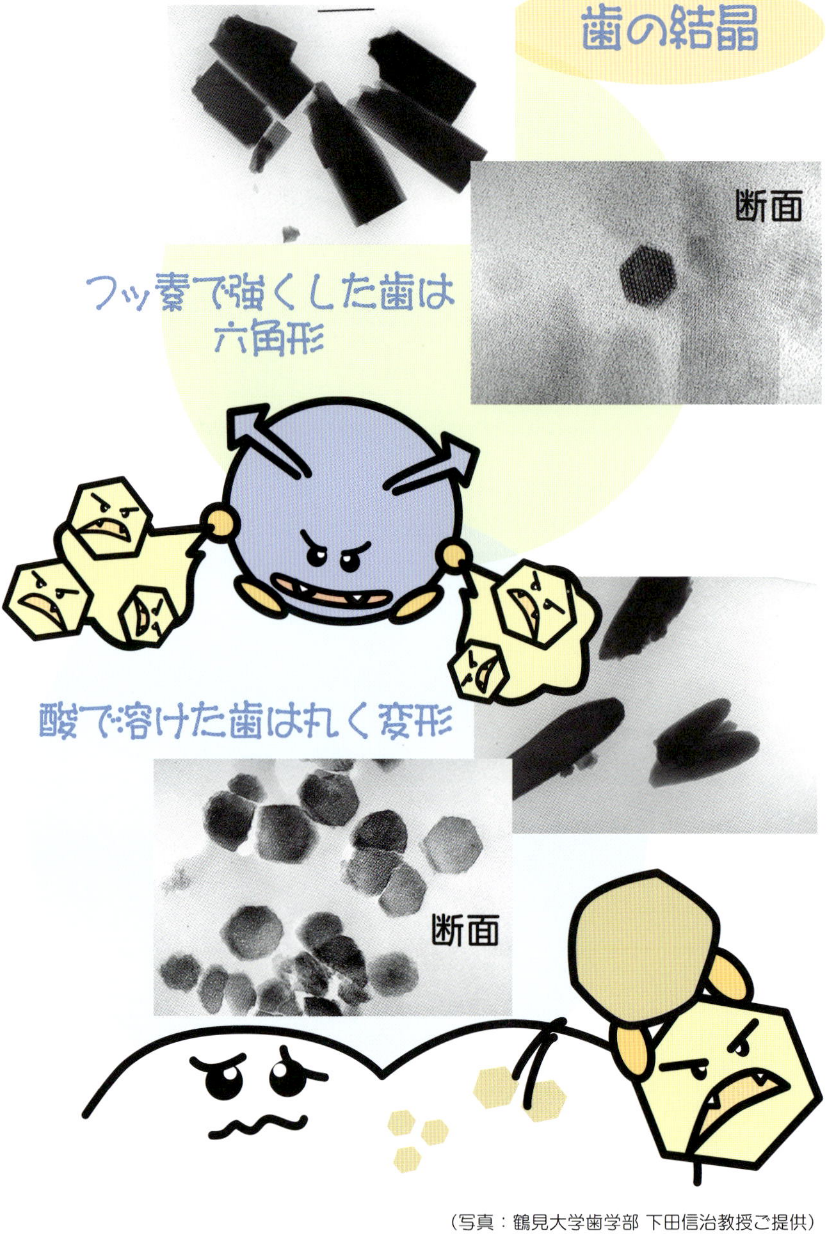

フッ素で強くした歯は
六角形

断面

酸で溶けた歯は丸く変形

断面

（写真：鶴見大学歯学部 下田信治教授ご提供）

6 フッ化物の用い方

6

再石灰化療法ってなに？

　これまでは，むし歯になったところを削って詰める修復処置が主流でしたが，現在では，初期のむし歯に対しては修復よりも再石灰化療法が世界的に推奨されています．そして，初期のむし歯の再石灰化や回復を促進するための手段としては，フッ化物の応用が一般的です．

　では，再石灰化とはどんなことでしょうか．再石灰化とは，脱灰によりミネラルが失われたあと，ミネラルが回復する現象です．

　初期のむし歯は，エナメル質の表面に穴があいているわけではなく，表層よりも内層のミネラルが選択的に溶け出した状態です．これは，酸がエナメル質の内部に浸透しミネラルが溶け出しただけで，むし歯の原因菌が内部に侵入したわけではありません．そのため，再石灰化処置を行うことで，ミネラルの供給やフッ化物により，脱灰せずに残ったミネラルを核に再石灰化現象が起こるのです．

　そのようにして再石灰化したエナメル質は，脱灰する前とは異なり，唾液中のフッ素イオンやフッ化物塗布，あるいは洗口法により供給されたフッ素イオンが吸着するため，結晶のサイズが大きくなり，結晶性が安定することから，酸に対する抵抗性が格段に向上するのです．ここで重要なことは，再石灰化までの時間は，脱灰までにかかった時間の3倍を要するということです．

実践したいこと

　再石灰化療法を行っても，不規則な食生活を送っていたり口腔衛生習慣が身についていないと，絶えず脱灰が先行してしまうため，十分な再石灰化効果を得ることはできません．

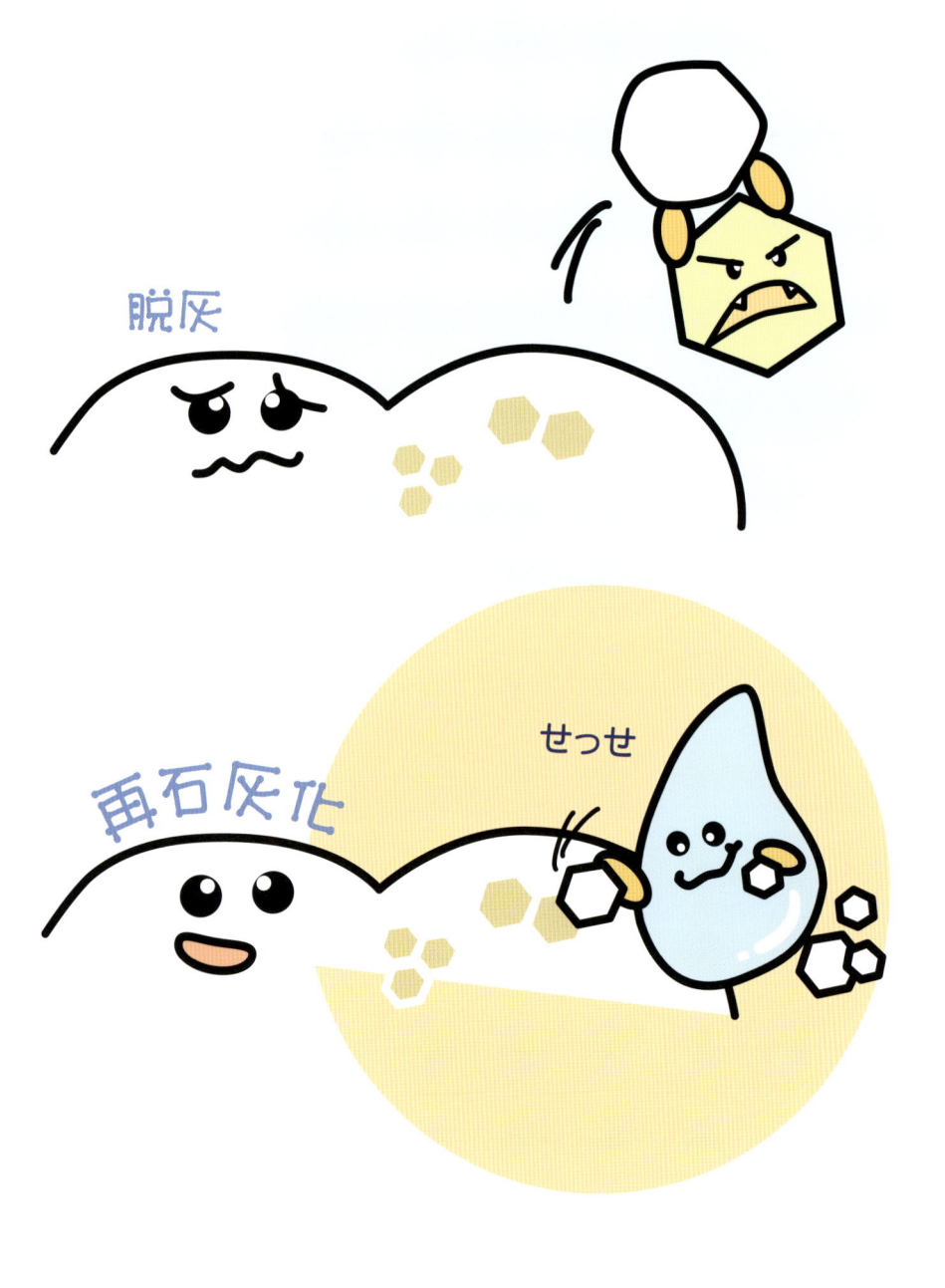

脱灰

再石灰化

せっせ

6 フッ化物の用い方

7

歯の形と
むし歯の関係を知る

むし歯になりやすい歯の形とは？

乳歯は永久歯に比べエナメル質も象牙質も半分程度の厚さです．さらに，歯全体に占める歯髄腔（神経が入っている場所）の割合が大きいため，いったんむし歯が進行すると神経の炎症を起こしやすいといわれています．そして，もともと乳歯は永久歯に比べむし歯になりやすい形をしています．

乳歯の歯肉に近い部分には歯を取り巻くように帯状の隆起があり，その隆起の直下は清掃不良になりやすいのです（写真➡）．この特徴は個人差も大きいので，子どもの歯の形を観察してみましょう．帯状の隆起が明瞭な場合には，歯磨きにも注意が必要です．歯と歯肉の境目は丁寧に磨きましょう．

また，乳歯の前歯では，歯の裏側に突起のような隆起がみられることがあります．普段の歯磨きでは気づきにくいので，寝かせ磨きのときによく観察してください．やはり，清掃不良になりやすく，むし歯になりやすいといえます．

本来，歯は隣りの歯とくっつくことはありませんが，歯と歯が癒着してしまう癒合歯が，頻度としてはわずかにみられます（写真➡）．癒着した接合部は清掃不良となりやすいため，注意が必要です．

乳歯では，歯の先天的な欠如は非常にわずかですが，突起や隆起は決してまれなものではありません．普段から子どもの口の中をよく観察し，乳歯の形にも注意を払いましょう．

実践したいこと

歯の形は遺伝要因が関与しているといわれています．保護者自身に思い当たることがある場合には，歯科医院を受診し，子どもの歯の形についてもチェックしてもらいましょう．

7 歯の形とむし歯の関係を知る

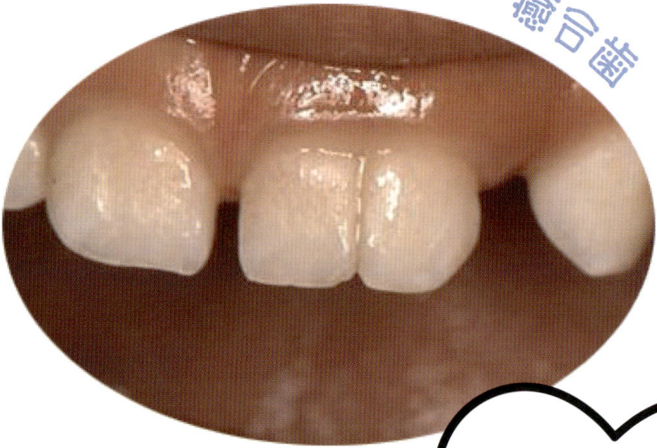

咬未の溝裂

隣接面

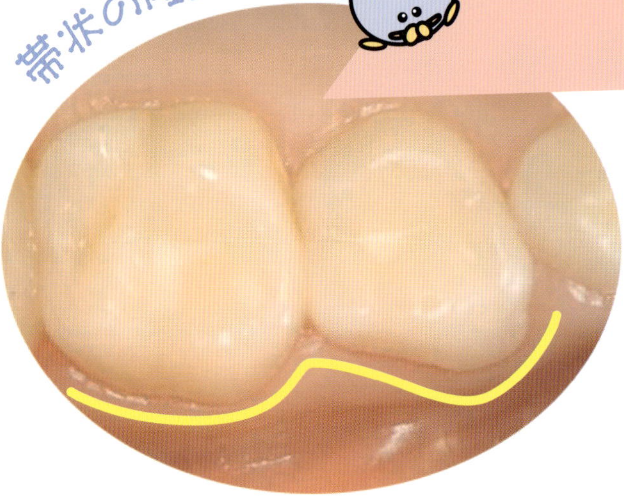

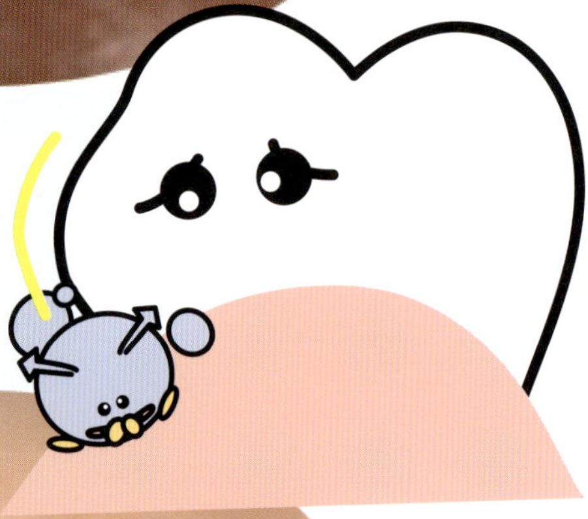

2

歯の色や歯の表面が変だぞ，むし歯かな？

　歯の表面がザラザラするときの大切なチェックポイントは，一部の歯にみられるのか，多数の歯にみられるのかです．一部の歯であれば，むし歯の可能性がありますが，多数の歯にみられるときは遺伝性の疾患としてエナメル質形成不全症の可能性があります．

　エナメル質形成不全症（写真➡）とは，エナメル質をつくるもとになる細胞の障害により，乳歯と永久歯の両方の歯のエナメル質だけに症状がみられるものです．エナメル質の表面が粗造になるタイプと，石灰化が悪いため歯がくすんでみえるタイプとがあります．エナメル質が粗造なタイプでは，歯が生えたばかりのころには着色はみられませんが，時間の経過とともに着色し，むし歯と見分けがつかない場合があります．そして，知覚過敏がみられることがあり，歯磨きにも工夫が必要です．また，石灰化が悪いタイプの場合には，エナメル質が軟らかく，清掃不良の状態が続くと，むし歯のリスクが高くなります．

　一方，歯が透けてみえたり，歯のすり減りが速い場合には，遺伝性の象牙質形成不全症（写真➡）の可能性があります．象牙質をつくるもとになる細胞の障害により象牙質に障害がみられるものです．象牙質形成不全症では，歯髄が石灰化により硬い組織に変わってしまうことや，象牙質が異常に薄くなることがあるため，治療がとてもむずかしくなります．エナメル質形成不全症以上に，むし歯予防には注意が必要です．

実践したいこと

　歯の色調異常は，全身疾患の部分症状としてや，テトラサイクリンなどの抗菌薬の長期服用（写真➡）でもみられます．歯磨きをしているとき，子どもの歯の色が気になったら，一度専門医を受診することをお勧めします．

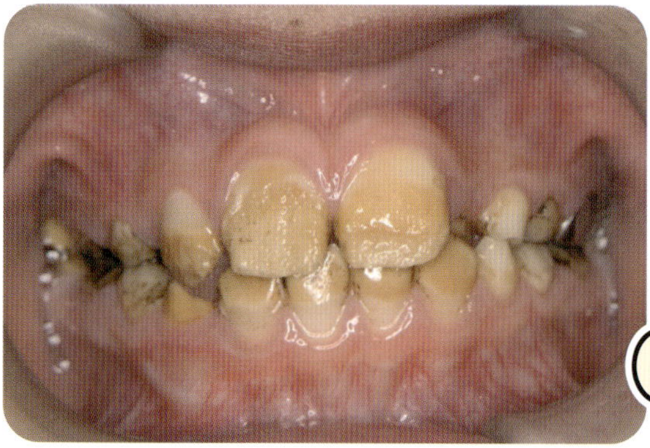

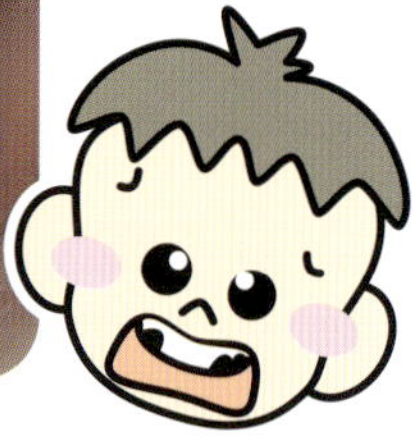

エナメル質形成不全症

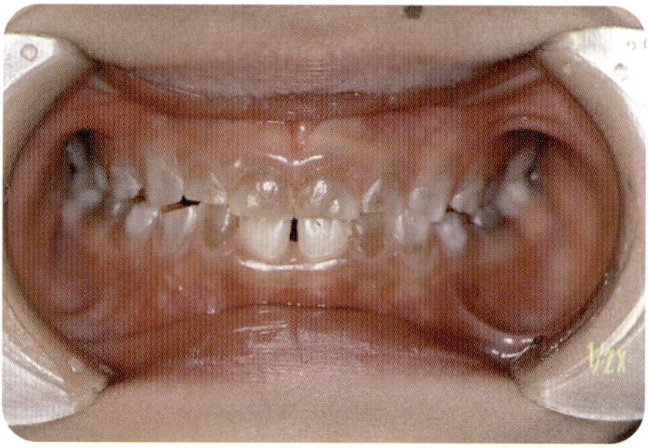

象牙質形成不全症

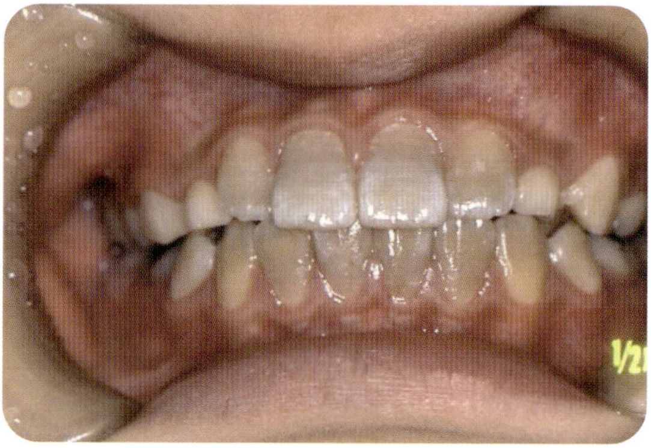

抗菌薬による着色

7　歯の形とむし歯の関係を知る

8

むし歯と
遺伝との関係を知る

むし歯は遺伝するの？

　以前は，むし歯はミュータンス菌などの細菌が原因で起こる感染症という捉え方が強く，むし歯と遺伝との関係はあまり議論されてきませんでした．しかし近年，むし歯は生活習慣に起因する疾病という考え方が主流になってきています．自分自身のむし歯のリスクを知ったうえで生活習慣を整えることが大切になってきました．

　では，むし歯のリスクを知るとは，どのようなことでしょうか．

　リスクを知る方法として，まず細菌検査や唾液検査，食習慣などを組み合わせたカリエス（むし歯）リスク検査があります．そして，もう1つが遺伝子を対象とした遺伝子リスク検査です．カリエスリスク検査と遺伝子リスク検査は，自分自身のリスクを知るという点では同じですが，内容は大きく異なります．むし歯は，感染症であることに変わりはないので，遺伝子に問題があって発症する遺伝子疾患ではありません．

　では，むし歯と遺伝とのつながりとは，どのようなものでしょうか．

　つまり，歯の構造，生える時期，歯並びなどの要素は，むし歯のなりやすさと強いかかわりがあると同時に，遺伝がかかわっているといわれています．その意味で，むし歯と遺伝は関係があるということです．

　遺伝子リスク検査により，遺伝子の塩基配列上のわずかな違い（個体差ともいえる）をもとに，むし歯になりやすさを一般集団と比較し，遺伝統計上の確率でリスクを予測することができます．

実践したいこと

　遺伝子リスク検査で，むし歯になりやすさがわかると，自分自身の生活習慣の改善につなげることができます．

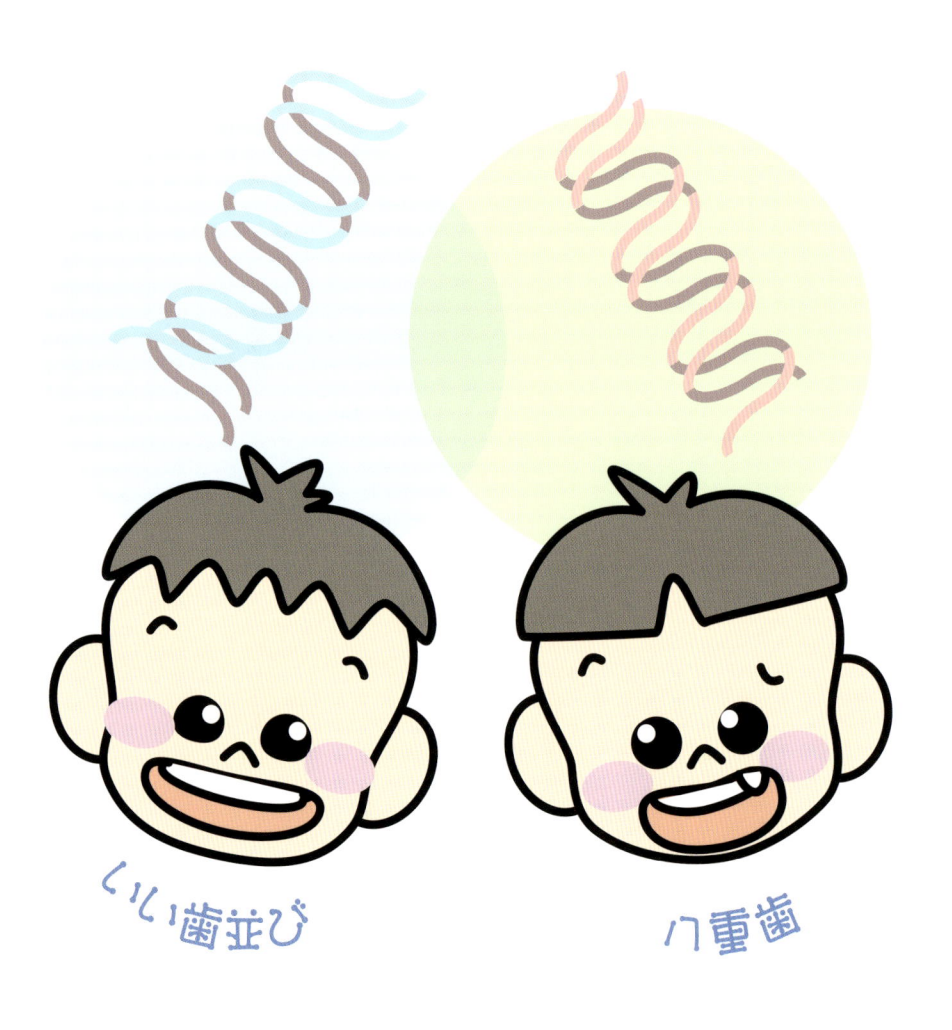

95

8 むし暑いと変化との関係を知る

しつこい暑さ

しつこい暑さ

2

むし歯のなりやすさは調べられるの？

　むし歯になりやすいかを調べる方法の代表格として，カリエスリスク検査があります．唾液検査による乳酸桿菌数，ミュータンス菌数，唾液の緩衝能，唾液の量，フッ化物洗口やフッ化物歯面塗布の経験，1日の飲食回数などのデータをもとに，むし歯のリスクを判定するものです．この検査は，実施する年齢や検査の時期などによって，当然のことながらリスクも変動します．

　一方，人の設計図のわずかな違いを指標として，疾病のなりやすさを調べる方法が開発されました．それはSNP（遺伝子の配列上に存在する1塩基の違い）といわれるものです．SNPをもとにしたリスク検査とは，標的とする遺伝子の配列上の1塩基の違いを調べるものであり，いつ調べても同じ結果になります．すでに，糖尿病や高血圧の発症リスクに対するSNPの臨床応用が始まろうとしています．

　近年，むし歯に関係するSNPが数多く報告されるようになり，近い将来，むし歯のなりやすさについてもリスク検査が導入される可能性が高いといえます．具体的には，一般集団に比べ5倍，10倍高いという表現になるかもしれません．子どものころに検査を受けることで，むし歯のなりやすさを知ることができ，早い段階から個人に対応した予防プログラムを立てることが可能になるでしょう．ただし，リスクの高低にかかわらず，むし歯は多くの因子によって発症することに変わりはありません．

実践したいこと

　遺伝子検査は1つの重要な情報ではありますが，むし歯予防のためには，子どものころから規則正しい生活習慣を身につけることが最も重要です．

DNA

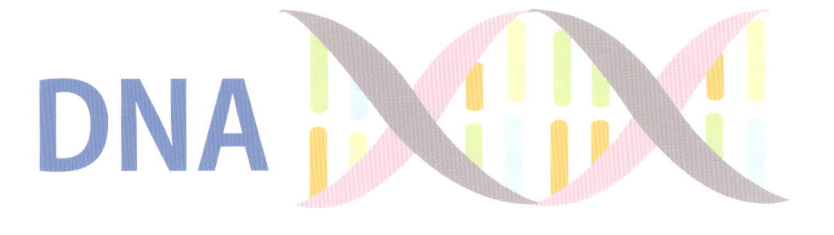

SNP解析

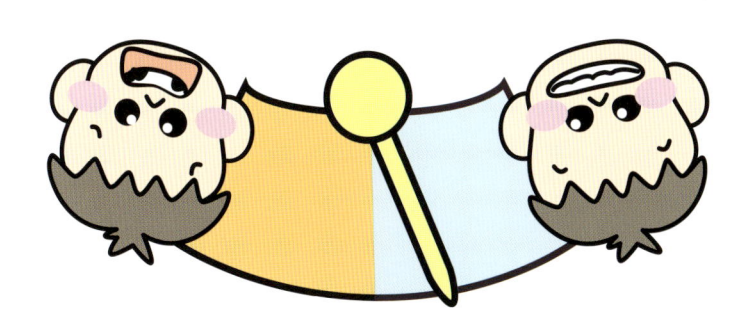

	S遺伝子	M遺伝子	L遺伝子	リスク
Y.Aさん	A	C	T	低
T.Wさん	A	C	A	中
K.Aさん	T	G	A	中
Y.Kさん	T	G	T	高

8 むし歯と遺伝との関係を知る

9

第一大臼歯(6歳臼歯)を
むし歯から守る

なぜ第一大臼歯はむし歯になりやすいの？

　第一大臼歯は6歳ころに生え始めることから，「6歳臼歯」ともよばれています．第一大臼歯がほかの永久歯に比べむし歯になりやすい理由として，つぎのことがあげられます．

　① 歯が生え始めてから歯が咬み合うまでの時間が，ほかの永久歯に比べ非常に長い．
　② 歯が生え始めても歯肉が覆いかぶさっている時間が長い．
　③ 乳歯の奥に生えてくるので保護者が気づきにくい．
　④ 咀嚼による自浄作用が働きにくく，歯磨きによる清掃が不十分になりやすい．

　上下の第一大臼歯では，下の第一大臼歯のほうがむし歯になりやすいことがわかっています．

　また，第一大臼歯は前歯とともに最初に生える永久歯であり，乳歯のときの，口の中の環境の影響を受けやすいといわれています．そのため，歯が生え始めてからあわててするのではなく，乳歯のときから口の中を清潔に保つことや歯磨き習慣を身につけておくことが大切なのです．

　6歳という年齢では，乳歯の奥に生えてくる第一大臼歯をしっかり磨くことはむずかしいため，仕上げ磨きが大変重要になります．下の第一大臼歯は咬み合う面の溝と頬側の溝を中心に，上の第一大臼歯は咬み合う面の溝と内側の溝を中心に，しっかり磨いてあげましょう．

実践したいこと

　生えたばかりの状態では，歯磨きには少しテクニックが必要になります．突っ込み磨き（歯ブラシを正面から入れるのではなく，口角に沿わせるように横から歯ブラシを入れる磨き方）が推奨されています．

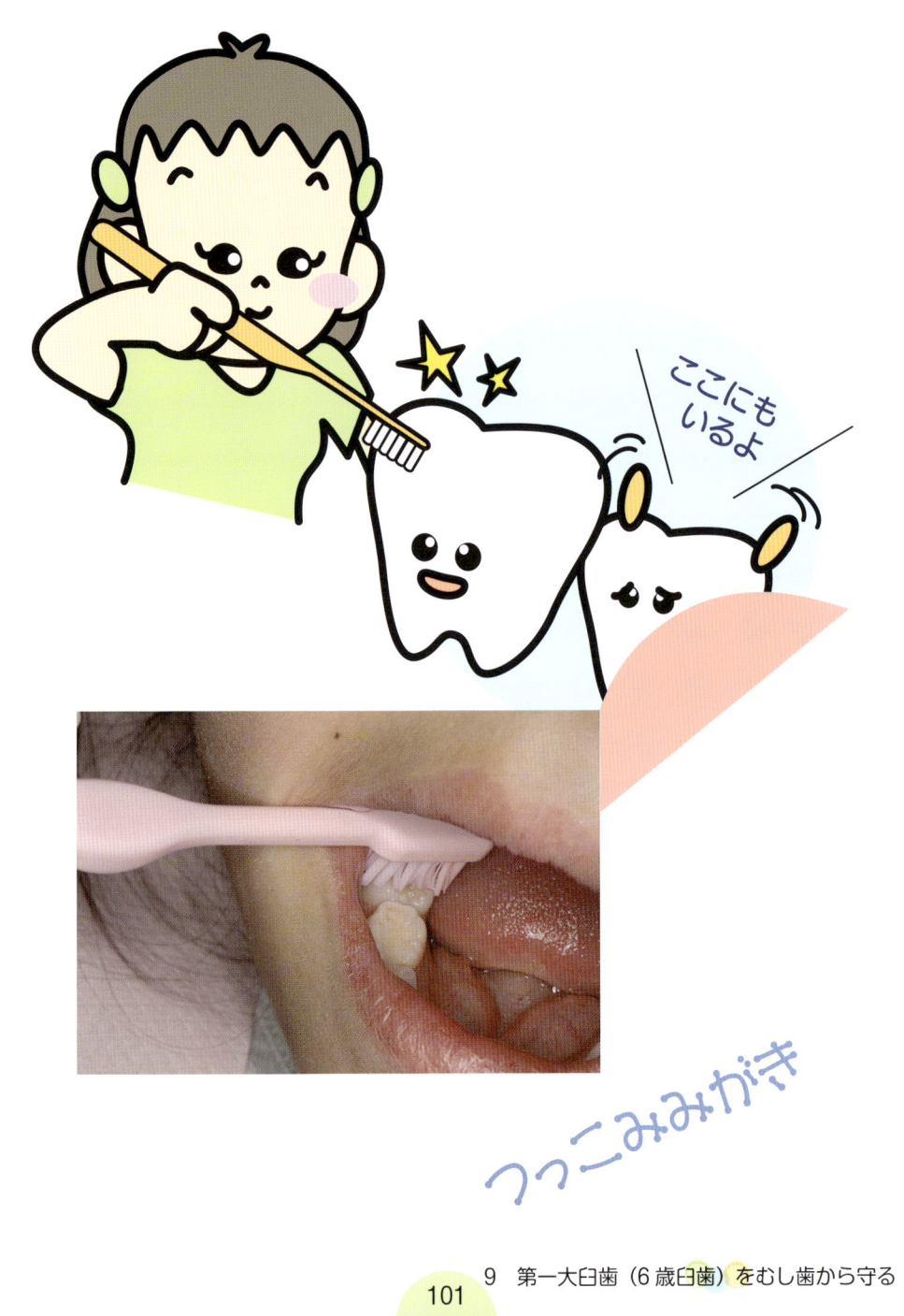

ここにも
いるよ

つっこみみがき

9 第一大臼歯（6歳臼歯）をむし歯から守る

101

2

第一大臼歯のむし歯予防のコツは？

　第一大臼歯は，永久歯のなかで最もむし歯になりやすい歯ですが，最も
むし歯にしたくない歯でもあります．第一大臼歯は生え始めてから2～3
年がむし歯になりやすいといわれています．乳歯のときの口の中の環境が
悪い場合には，永久歯がむし歯になりやすくなることが知られています．
そのため，第一大臼歯が生え始めてから一生懸命歯磨きをするのではな
く，生える前から口の中の環境を整えることが大切です．

　また，フッ化物洗口も大切ですが，習慣になるまで時間がかかることと，
洗口法では低濃度のフッ化物を用いるため効果が持続するには2～3年が
必要といわれています．とくに，4歳をすぎたら，乳歯をむし歯から守る
だけでなく，2～3年後に生え始める第一大臼歯をむし歯から守るための
口腔衛生習慣を身につける大切な時期であることを意識していただきたい
ものです．

　第一大臼歯は，「咬合の要」といわれるように，歯並びや咬み合わせの要
所になります．ぜひ，第一大臼歯をむし歯から守りましょう．

実践したいこと

　第一大臼歯が生え始めてからは，歯磨きとフッ化物洗口が予防の中心に
なります．歯がしっかり生えたら，歯磨きやフッ化物洗口に加えシーラン
トを行うことで，歯の溝や歯の表面をフッ素イオンでコーティングしてあ
げましょう．シーラントを行う時期については，歯科医院を受診し，相談
しましょう．

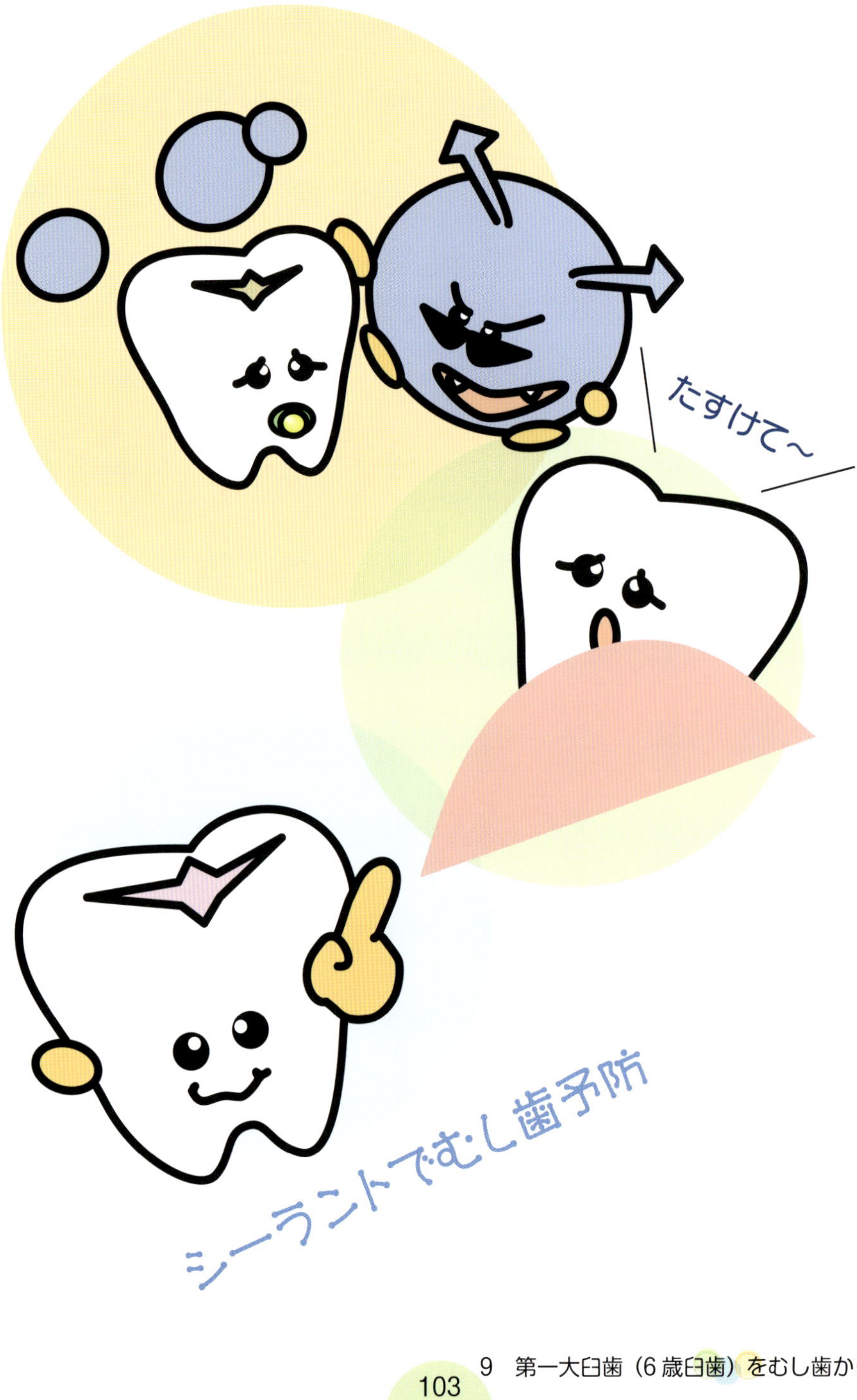

たすけて〜

シーラントでむし歯予防

9　第一大臼歯（6歳臼歯）をむし歯から守る

103

むし歯になると将来どうなるの？

　第一大臼歯の小さなくぼみや溝の初期のむし歯に対する考え方は大きく変わりました．かつては早期発見・早期治療が推奨されていましたが，口の中の環境が改善されないまま治療をしても，その後，治療した周りから新たなむし歯ができ，再び治療をすると歯をさらに削ることになってしまい，やがて歯髄の炎症が起こり，歯の神経を抜く処置を受けることにもなりかねません．

　神経を取ってしまった歯は健康な歯に比べて弱くなり，最終的には歯を抜くことになります．事実，高齢者において，下の第一大臼歯を抜くことになった原因は，歯周病ではなく，むし歯が第1位です．

　そして，下の第一大臼歯がなくなると，その隣りの第二大臼歯（12歳臼歯）が傾斜してしまうため，抜歯になる割合が高くなります．さらに，下の奥歯がなくなると上の奥歯は咬み合う歯がなくなるため，入れ歯などを入れていないと，徐々に下へ向かって伸びてしまいます．そうなると，上の奥歯も最終的には抜歯ということになります．

　このように，下の第一大臼歯がむし歯になると，長い年月をかけて上下の奥歯が失われる引き金となります．6歳のころに生え始めた第一大臼歯をむし歯から守ることは，数十年後の歯の喪失を防ぐことにつながります．

実践したいこと

> 　生涯にわたり歯と口の健康を守るためには，第一大臼歯をむし歯から守ることといっても過言ではありません．ぜひ，親子一緒になって，むし歯予防を実践しましょう．

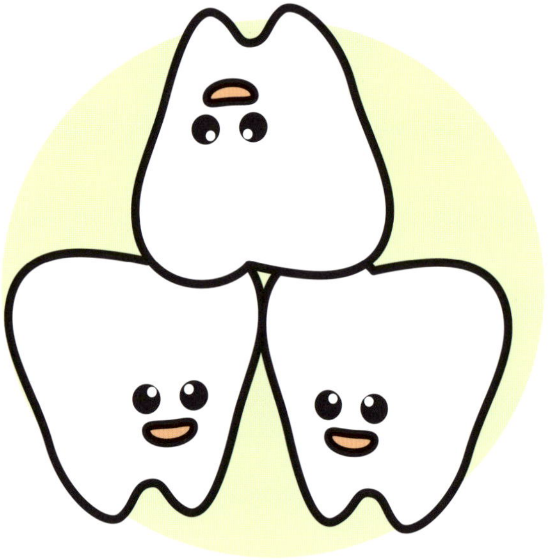

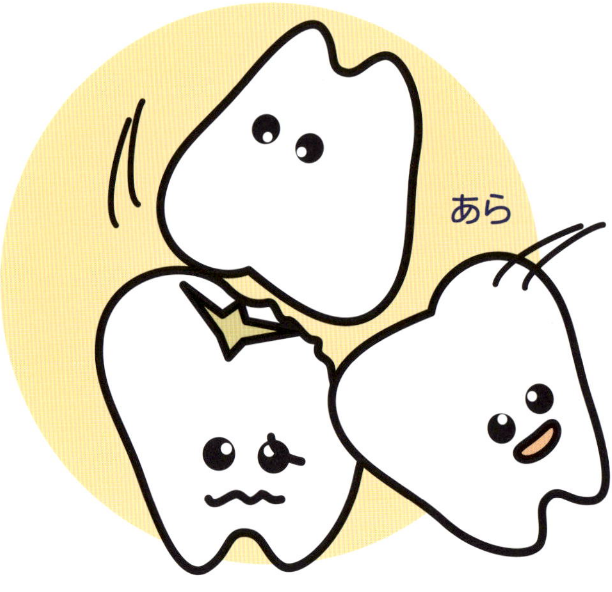

9 第一大臼歯（6 歳臼歯）をなくしちゃうぞ

105

第一大臼歯のむし歯と
メタボリックシンドロームの関係は？

　メタボリックシンドロームや生活習慣病を予防するためには，よく噛むことが推奨されています．近年，小児の肥満が深刻化し，学校保健統計調査によれば，小学生から中学生にかけて肥満傾向児の割合が増加していることが報告され，メタボリックシンドロームとの関連が問題視されています．そこで，新たに小児期メタボリックシンドロームの診断基準が設けられ，早期発見・早期予防の取り組みが求められるようになりました．

　乳歯だけで噛んでいたときに比べ，第一大臼歯が咬み合うようになると筋肉を動かす力は2倍以上になり，噛みしめる力が飛躍的に増し，食べられる食材が増えます．また，咀嚼と満腹感は密接な関係があります．噛む刺激が脳に伝わると，脳でヒスタミンとよばれる物質がつくられ，それが満腹中枢を刺激し，満腹感を得るのです．

　子どもの場合は，ただよく噛むのではなく，乳歯から永久歯への交換期において，とくに第一大臼歯を使ってよく噛むことが大切です．6歳から9歳くらいにかけて，第一大臼歯でしっかり噛むトレーニングができていれば，将来にわたり奥歯でしっかり物を噛む習慣が身につくといわれています．第一大臼歯をむし歯から守ることは，将来のメタボリックシンドロームや生活習慣病の予防のためにも大切なことです．

実践したいこと

　奥歯でしっかり噛むことに加え，足を床につけ，正しい姿勢で食事をするようにしましょう．姿勢が悪いと，いくら噛む力が強くても，その力を発揮することはできません．

よくかむ

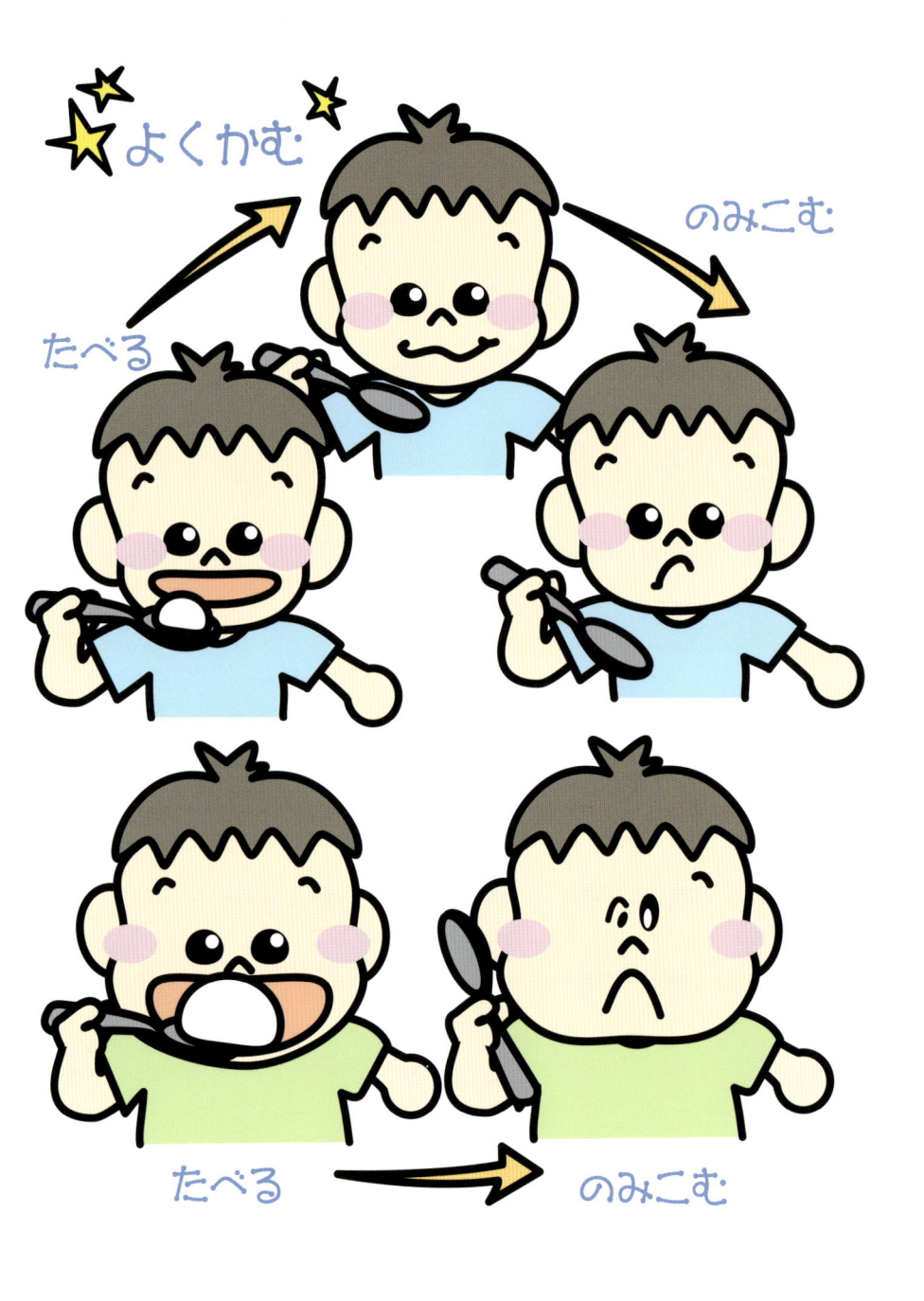

のみこむ

たべる

たべる → のみこむ

9　第一大臼歯（6歳臼歯）をむし歯から守る

10

年齢からみた
むし歯予防のポイント

1

乳児のむし歯予防

　乳児期前半は歯磨き準備期と捉え，身体のなかで最も敏感な口の周りや口の中を触れることに慣れさせる時期です．乳児期後半では歯の生え方をみながら，歯ブラシに慣れさせることが大切です．

　一般的に，下の前歯が生え始める8か月から上下の前歯が生えそろう12か月までは，むし歯になりにくいといわれています．しかし，むし歯の原因菌が感染し始める時期でもあり，離乳食の開始時期にもあたるため，歯の汚れが気になるようになります．ガーゼなどによる清掃は大切ですが，歯ブラシを長時間使用する必要はありません．とくに，乳児では睡眠時間が長く，睡眠時には唾液の分泌量が少なくなり自浄作用が低下するため，就寝前のお手入れが大切です．

　現代は，核家族化や少子化が進み，育児不安をかかえるお母さんが増えているといわれています．この時期は，ほかの子どもの発育が気になり，「比べ保育」に陥りやすくなるので，注意が必要です．乳児期は子どもにとっても，お母さんにとっても，絆を育むとても大切な時期です．あまり，神経質にならず，ポイントだけを押さえておけば大丈夫です．ただし，乳児期を通じて，赤ちゃんは「飲むから食べること」，「呼吸しながら飲むから息を止めて飲む」，「だらだら飲むから規則的に食べる」という3つの大きな切り替えをしなければならない大変な時期であるということを忘れないでほしいものです．

実践したいこと

　この時期に，下の前歯にむし歯をみつけたら早急な対応が必要です．「保育環境の改善をしましょう」というサインと考えてください．一度，歯科医院を受診し，相談しましょう．

のむ

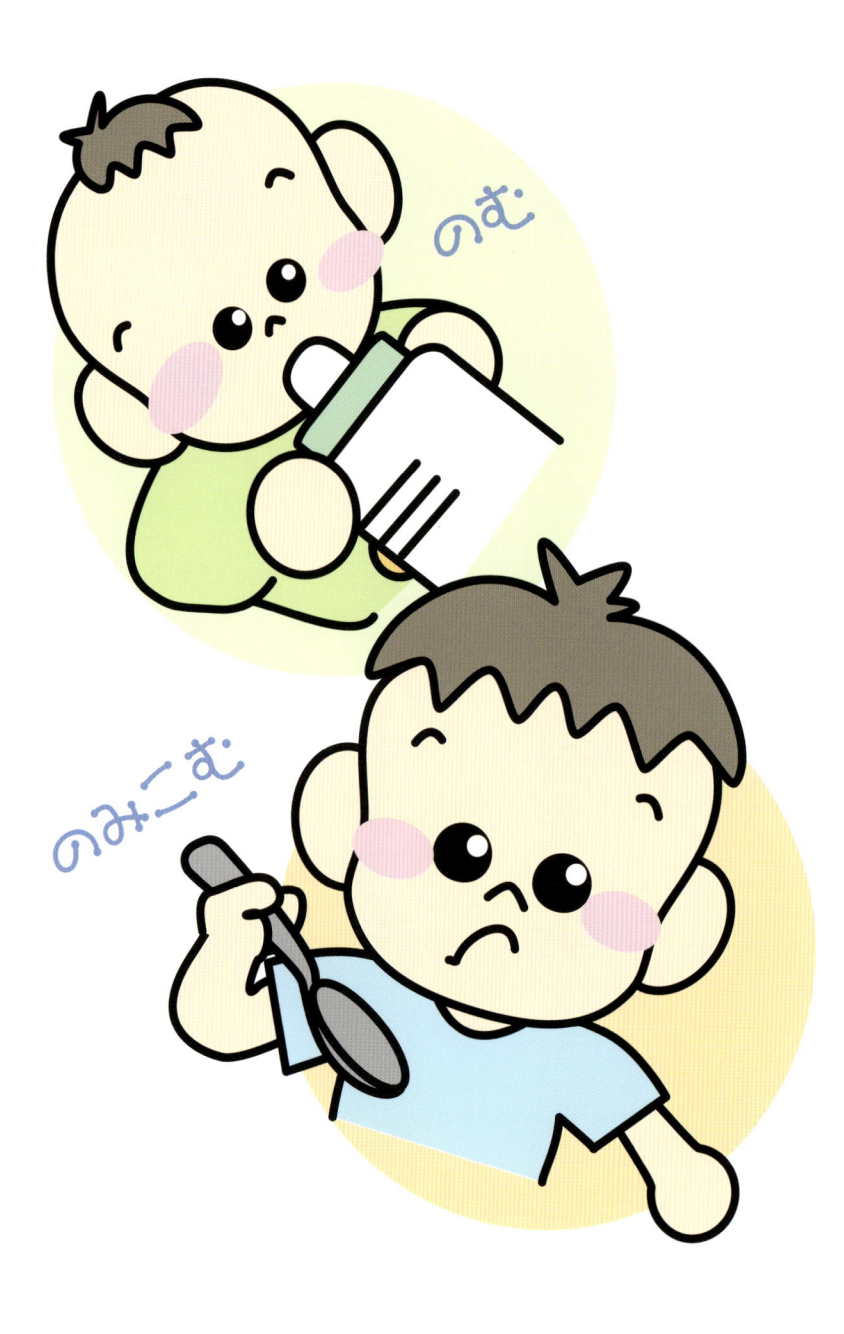

のみこむ

10　年齢からみたむし歯予防のポイント

2

1歳6か月から3歳児のむし歯予防

　1歳6か月ころは，むし歯の原因菌であるミュータンス菌などが歯の表面に定着し始める時期です．また，奥歯が生え始める時期でもあり，食形態も離乳食から普通食になり，歯と歯の間や溝に汚れがたまりやすくなることから，歯磨きによる清掃が必要になります．

　幼児期前半の仕上げ磨きは「寝かせ磨き」が推奨されますが，必ずしもこだわることはありません．大切なことは，口の中をよく見て歯磨きをすることです．とくに，上の前歯は母乳や哺乳ビンの継続使用など保育環境の影響を受けやすいため，意識しながら磨きましょう．

　3歳ころは，食べ物の種類や食べる回数が増えるため，歯の汚れには十分な注意が必要です．また，この時期は心身の発育が盛んであり，乳歯のむし歯に対する感受性に個体差が明確に現れる時期でもあります．すなわち，「感染の窓」の時期とも重なり，初期のむし歯でも，口の中の環境が悪い場合には，むし歯が口の中全体に急速に拡がる時期でもあります．さらに，歯や口の健康を保持するための習慣形成の時期にあたることから，歯磨き習慣を定着させたいものです．

　この時期の仕上げ磨きは，奥歯の溝がむし歯になりやすいことを念頭において行うようにします．また，上唇の小帯が張っている場合には，歯磨きの際，傷つけてしまうことがあるので注意しましょう．

実践したいこと

　3歳ころになると第1反抗期を迎えます．反抗的な行動が目につくようになり，仕上げ磨きも大変になります．できるだけ子どもの気持ちに寄り添い，根気強く対応していきましょう．

はみがき いやー！

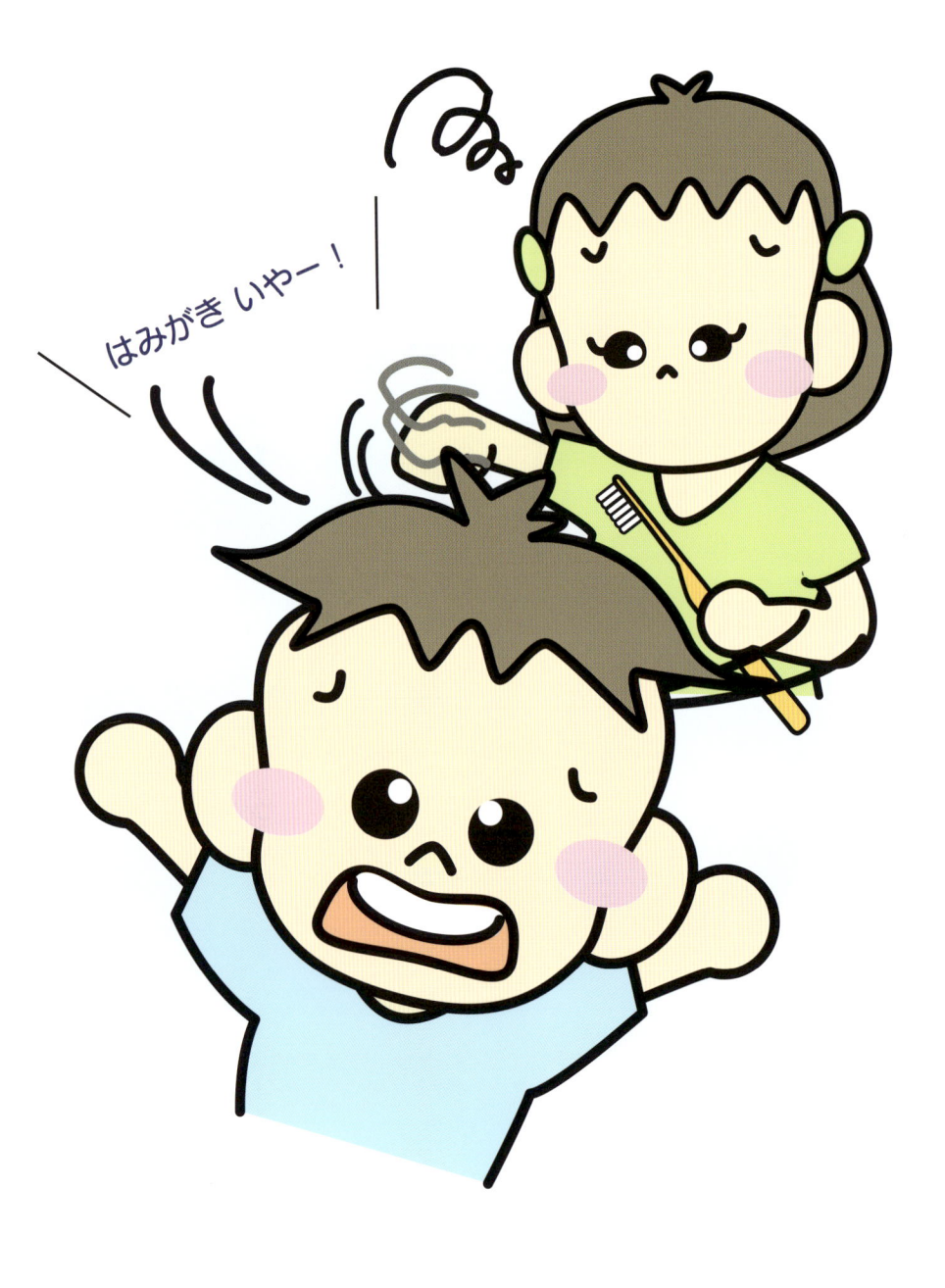

10　年齢からみたむし歯予防のポイント

3

4歳から5歳児のむし歯予防

　4歳から5歳児の多くは幼稚園や保育園に通い始め，1日の大半を園ですごすことになります．そのため，園における歯科的対応が，むし歯予防を実践するうえでとても大切になります．園における子ども自身の歯磨きや仕上げ磨きの様子，間食，飲料の内容について，家庭と園で情報を交換することによって，むし歯予防を実践したいものです．

　また，食べ物を「口の中にためる」「噛まない」「丸飲みする」など食べ方の相談が増える時期でもあります．食べ方の問題については，口の機能の発達や歯並び・咬み合わせと深くかかわっているため，専門家に相談しましょう．とくに，食べ物を口の中に溜めて，なかなか飲み込まない場合には，むし歯のリスクが高くなります．

　奥歯の歯と歯の間の隣接面にむし歯ができやすくなります．歯ブラシに加えて歯と歯の間の歯垢を落とすためにデンタルフロスを使いましょう．デンタルフロスにはホルダー付とロールタイプがありますが，子どもにはホルダー付のフロスが使いやすいようです．フロスは，歯磨きをしたあとに使うようにします．

　反抗期をすぎ，5歳ころには大人から命じられたことを指示通りにやろうとする課題行動がみられるようになります．子どもの歯磨き習慣が身につく大切な時期といえます．

実践したいこと

　仕上げ磨きを受け入れやすくなる時期でもあり，口腔衛生習慣の基礎をつくる年齢として大切な時期です．永久歯が生え始める前に，しっかり口の中の環境を整え，永久歯のむし歯予防につなげましょう．

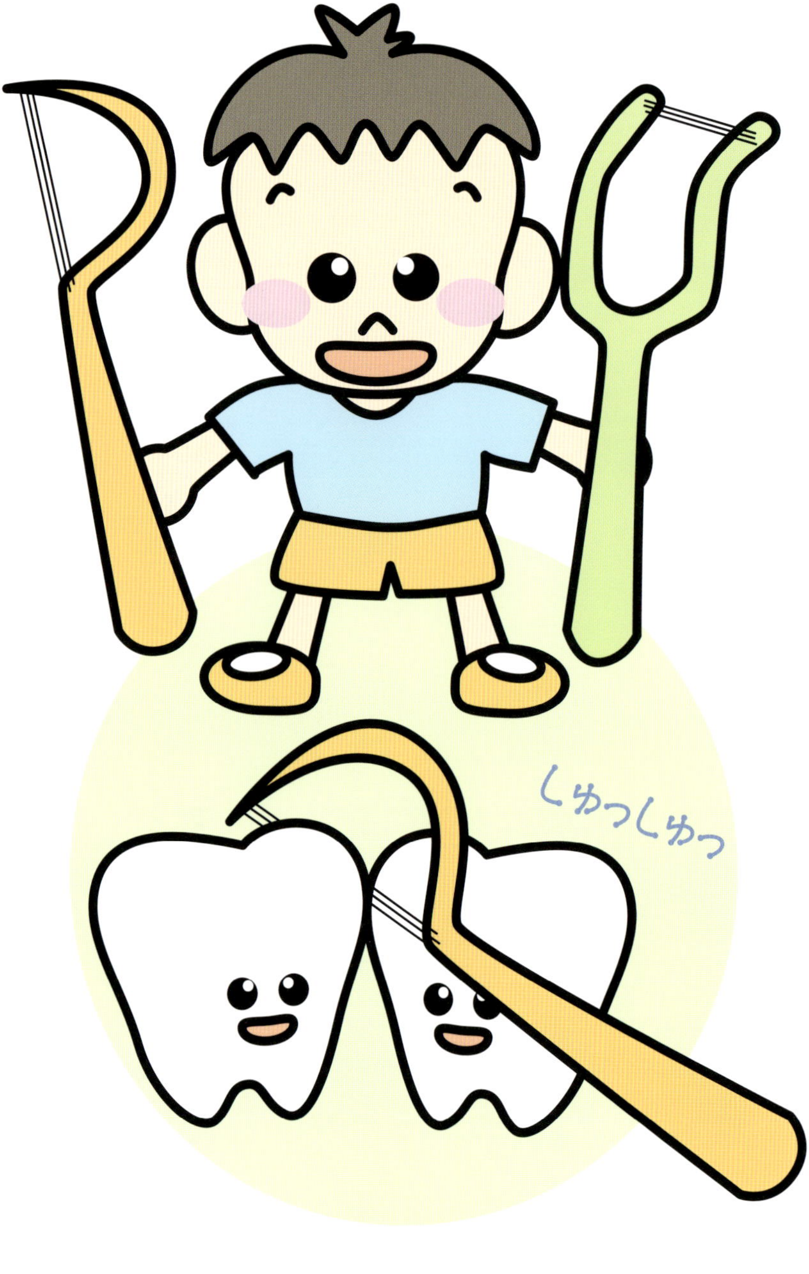

しゅっしゅっ

10 年齢からみたむし歯予防のポイント

6 歳から 8 歳のむし歯予防

これまで，第一大臼歯をむし歯から守ることの大切さについて述べてきましたが，6 歳から 8 歳の学童期は，第一大臼歯だけでなく，上下の前歯が生え始める時期でもあります．

この時期に，学童期の歯周疾患の代表格である萌出性歯肉炎（歯の生え始めるころだけにみられる歯肉の炎症）がみられます（写真➡）．とくに，上の前歯では，唾液による自浄作用が働きにくいため，歯垢がたまり，歯肉が腫れることがあります．そのため，血液の流れが悪くなり，さらに歯肉が腫れるという悪循環に陥ることがあります．歯肉の腫れをそのままにしておくと，痛くて歯磨きができなかったり，汚れがたまりやすく，むし歯のリスクが高くなります．歯肉を健康な状態に保つことは，むし歯予防という点からも大切です．

小学校低学年では，じっとしているときやボーッとしているときに，口が開いている子どもがかなりの割合でいることが知られています．その原因として，アレルギー性鼻炎などの耳鼻咽喉科の疾患や，口唇を閉じる力の不足があげられます．習慣的に開口がみられる場合には，口の中が乾燥しやすく，唾液による自浄作用が低下するため，むし歯予防という点からは注意が必要です．

実践したいこと

仕上げ磨きを必要とする年齢は，おおよそ 8 歳までといわれていますが，子どもの歯磨きの仕方や生活習慣が身についているかどうかで判断すべきで，一律に決める必要はありません．あくまで子どもの自主性を大事にし，仕上げ磨きは，6 歳臼歯を中心に，要所を押さえるようにしましょう．

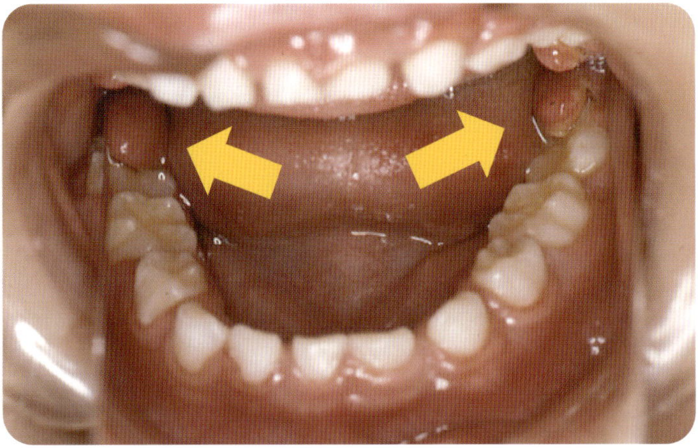

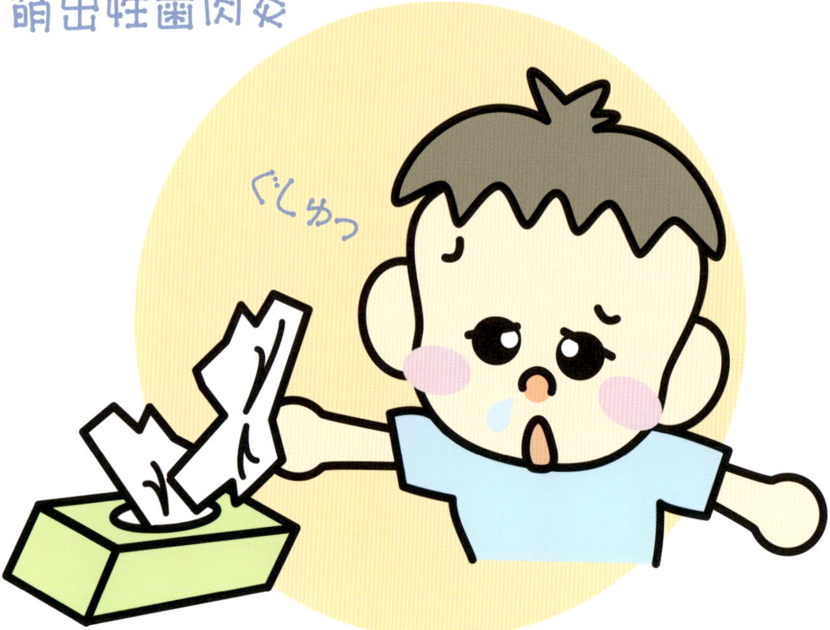

萌出性歯肉炎

10　年齢からみたむし歯予防のポイント

5

9歳から12歳のむし歯予防

　第一大臼歯や前歯が生えそろったころ，犬歯とそのうしろに永久歯が生え始めるのが9歳ころです．このとき注意したいのが，歯の交換がスムーズかどうかです．乳歯から永久歯への交換は個人差が大きく，大まかに3つのタイプに分けられます．まず，乳歯が揺れ始めたと思ったら，すぐに抜けて永久歯が生え始めるタイプ，つぎに乳歯が揺れているのになかなか抜けずに永久歯が顔を出してくるタイプ（写真➡），そして，乳歯は順調に抜けたのに永久歯がなかなか生えてこないタイプ（写真➡）です．どのタイプにも共通していえることは，食事と歯磨きがしにくいということです．

　9歳から11歳までの3年間は，12本の乳歯から永久歯への交換期にあたります．そのため，9歳をすぎたころからは，子どもの食べ方や食事にかかる時間，食べる量など，いつもと違うかどうか注意する必要があります．歯の交換に問題がある場合には，歯科医院で適切な治療を受けるようにしましょう．

　12歳ころになると第二大臼歯（12歳臼歯）が生えてきます．親知らずを除き，すべての永久歯が生えそろう時期です．この時期にしっかりとした歯磨き習慣とフッ化物洗口を身につけましょう．

　中学生になると勉強，クラブ活動，友人との遊びなどで生活習慣が乱れやすくなります．また，進路や将来への不安からストレスが多くなるため，むし歯や歯周疾患にかかりやすくなるといわれています．

実践したいこと

　学童期に口腔衛生習慣をしっかり身につけることで，中学生以降の10代を乗り切っていただきたいものです．大人になってから口腔衛生習慣を身につけようとしても大変むずかしいことです．

乳歯が抜けずに
永久歯が
生えてくるタイプ

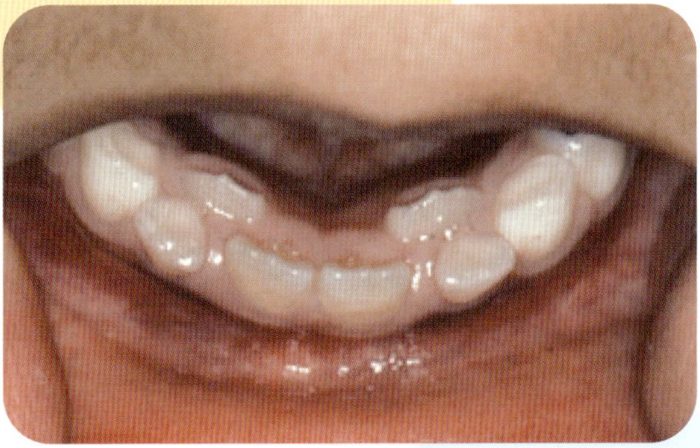

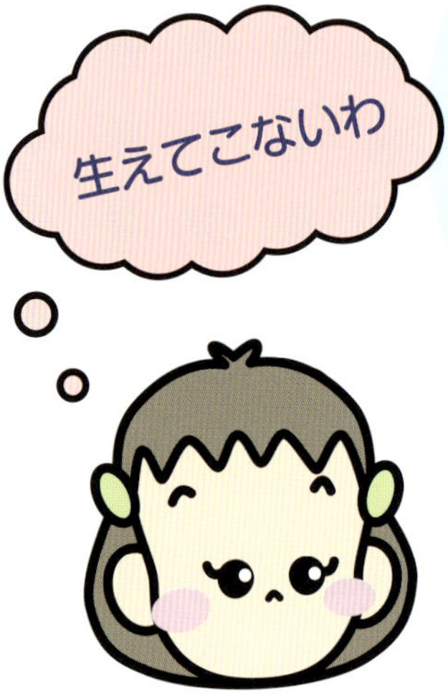

永久歯が
生えてこないタイプ

生えてこないわ

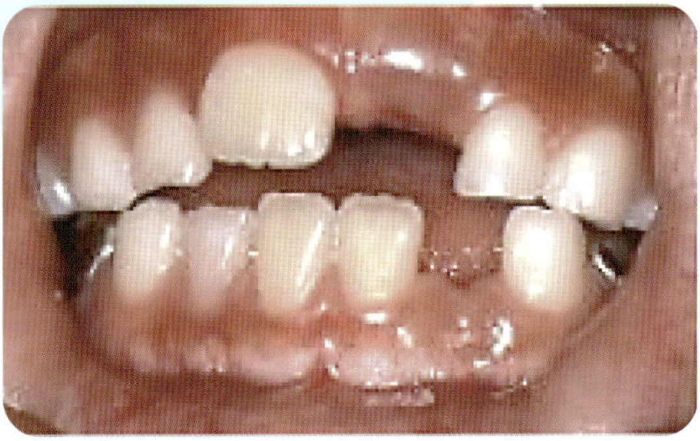

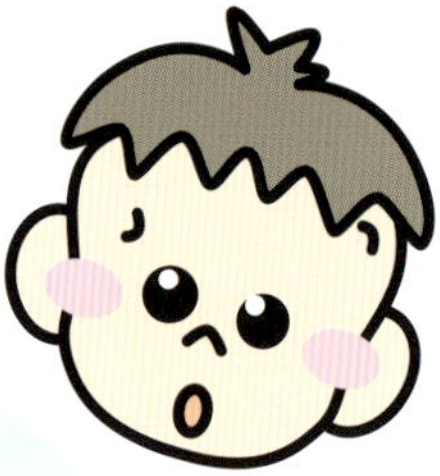

10　年齢からみたむし歯予防のポイント

さくいん

あ行

アスパルテーム ……………… 34
アパタイト …………………… 82
　　　　　・
イオン飲料 …………… 22, 26, 36
遺伝 ……………………………… 94
遺伝子リスク検査 ………… 94, 96
　　　　　・
う窩 ……………………………… 8
　　　　　・
エナメル質形成不全症 ………… 90
　　　　　・
おやつ ……………………… 34, 40

か行

かかと磨き ……………………… 56
から磨き ………………………… 76
カリエスリスク検査 ……… 94, 96
カルシウム ……………………… 82
間食 ………………………… 28, 42
感染の窓 …………………… 24, 112
　　　　　・
キシリトール ……………… 34, 38
　　　　　・
抗菌作用 ………………………… 18

さ行

根尖病巣 ………………………… 14
再石灰化 ………………… 8, 18, 84
再石灰化療法 …………………… 84
酸蝕歯 …………………………… 36
酸蝕症 …………………………… 36
　　　　　・
仕上げ磨き
　……………… 46, 48, 54, 62, 112
仕上げ用歯ブラシ ……………… 60
シーラント ……………… 66, 68, 70
歯垢（デンタルプラーク）……… 2
歯髄腔 …………………………… 88
歯肉炎 …………………………… 42
シュガーレスガム ……………… 38
小窩裂溝 ………………………… 66
上唇小帯 ………………………… 46
初期のむし歯 …………………… 8
食生活習慣 ………………… 6, 42
ショ糖 …………………………… 34
自律神経 ………………………… 18
人工乳 …………………………… 22
　　　　　・
生活習慣病 …………………… 106
舌突出反射 ……………………… 52

120

セルフケア ……………………… 8, 78

象牙質形成不全症 ……………… 90
咀嚼機能 ………………… 16, 28, 38
卒乳 ……………………………… 28
ソブリヌス菌 ………………… 6, 28

た行

第一大臼歯（6歳臼歯）…… 10, 54,
　　　68, 100, 102, 104, 106
第1反抗期 ………………… 10, 112
第二大臼歯（12歳臼歯）
……………………………… 104, 118
代用糖 …………………………… 34
唾液 ……………………… 10, 18
脱灰 ……………………………… 8, 84
ダブルブラッシング法 ……… 50, 76
炭酸飲料 ………………………… 36

突っ込み磨き ………………… 100
つま先磨き ……………………… 56

デンタルフロス …………… 10, 114

な行

乳歯の形 ………………… 12, 88

寝かせ磨き ……………… 46, 112

は行

バイオフィルム ………………… 2
ハイドロキシアパタイト ……… 8, 74

歯の交換 ……………………… 118
歯の着色 ……………………… 90
歯ブラシ ……………………… 60
歯磨剤 ………………………… 50
歯磨き習慣 …………………… 62
歯磨き準備期 ………… 46, 52, 110

フッ化物洗口 ………… 78, 82, 102
フッ化ナトリウム …… 74, 76, 80
フッ化物 ………… 50, 66, 68, 74
フッ化物歯面塗布 …… 50, 70, 80
フッ化物洗口 ………………… 8, 78
フッ化物配合歯磨剤 …… 8, 50, 76
不溶性グルカン ……………… 6, 34
フルオロアパタイト …………… 74
プロフェッショナルケア …… 8, 80

ペングリップ ………………… 60

萌出性歯肉炎 ………………… 116
母乳 …………………………… 24
哺乳ビン ……………………… 22
哺乳ビンむし歯 ……………… 22

ま行

磨き残し ……………………… 48
ミュータンス菌
……………… 2, 4, 6, 24, 28, 34

むし歯の痛み ………………… 14
むし歯誘発能 ………………… 40

メタボリックシンドローム …… *106*

モノフルオロリン酸ナトリウム
…………………………………… *76*

や行

夜食 ………………………………… *42*

癒合歯 ……………………………… *88*

ら行

離乳 ………………………………… *24*

6 歳臼歯 ………… *10, 54, 68, 100,*
102, 104, 106

＊＊＊

CPP–ACP ………………………… *38*
PMTC ……………………………… *80*
SNP ………………………………… *96*

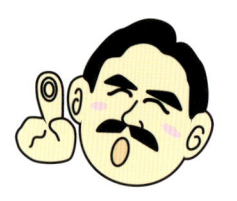

■著 者
あさだ　よしのぶ
朝田　芳信
鶴見大学歯学部教授（小児歯科学講座）
一般社団法人　日本口腔育成学会理事長
一般社団法人　日本小児歯科学会前理事長
日本学術会議連携会員
鶴見大学歯学部附属病院　病院長
（主な著書）
小児の口腔科学（学建書院）
歯科衛生士教本　小児歯科（医歯薬出版）
小児歯科マニュアル（南山堂）
保育者が知っておきたい子どもの歯と口の病気（学建書院）
0歳からの口腔育成（中央公論新社）

■絵
しげた　ゆうこ
重田　優子
鶴見大学歯学部講師（クラウンブリッジ補綴学講座）

保育者が知っておきたい
子どものむし歯予防と実践ポイント
2014年5月20日　第1版第1刷発行

著　者	朝田　芳信
発行者	木村　勝子
発行所	株式会社 学建書院

〒113-0033　東京都文京区本郷2-13-13　本郷七番館1F
TEL（03）3816-3888
FAX（03）3814-6679
http://www.gakkenshoin.co.jp
印刷製本　三報社印刷㈱

©Yoshinobu Asada, 2014 ［検印廃止］

JCOPY 〈㈳出版者著作権管理機構 委託出版物〉
本書の無断複写は著作権法上での例外を除き禁じられています．複写される場合は，そのつど事前に，㈳出版者著作権管理機構（電話 03-3513-6969，FAX 03-3513-6979）の許諾を得てください．

ISBN978-4-7624-0689-8

保育者が知っておきたい

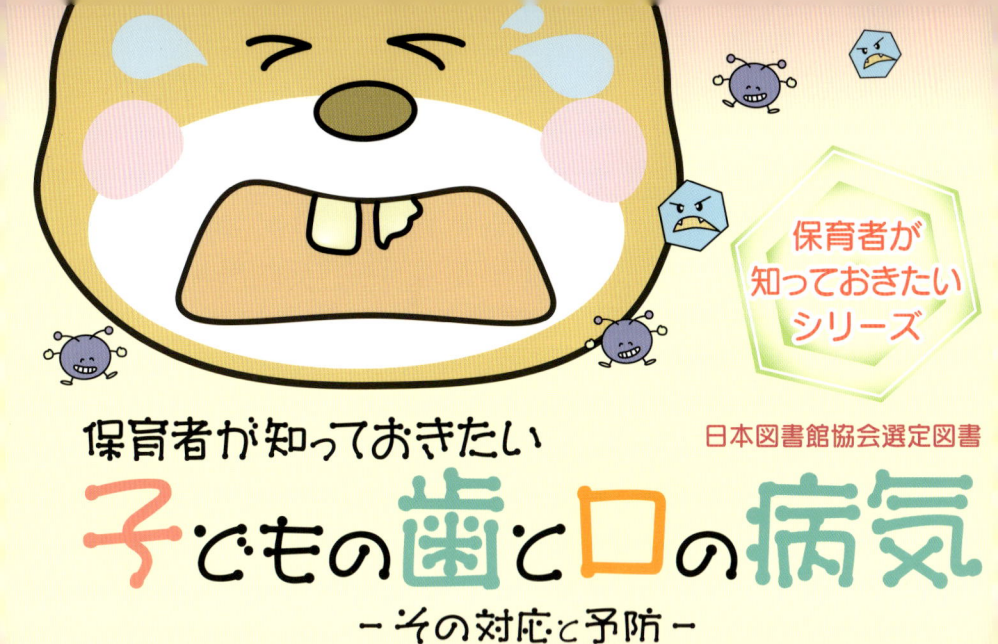

保育者が知っておきたい シリーズ

日本図書館協会選定図書

子どもの歯と口の病気
- その対応と予防 -

知っておきたいこと

保護者へのアドバイス

鶴見大学歯学部教授　**朝田芳信**

園での対応

予防のポイント

A5判/カラー/117頁/定価（本体1,800円＋税）/ ISBN978-4-7624-0685-0（2013.8/1-1）

主要目次

1．保育とむし歯
1　最新のむし歯事情
2　母乳とむし歯
3　離乳期は育児の難所
4　卒乳と感染の窓
5　イオン飲料とむし歯
6　口腔バイオフィルムの知識
7　年齢からみたむし歯
8　むし歯と遺伝
9　子どもの酸蝕症

2．むし歯予防
1　歯磨き準備期
2　1歳6か月以降の歯磨きのコツ
3　歯磨きの習慣化
4　歯ブラシの選び方や持ち方
5　保護者による仕上げ磨き
6　フッ化物配合歯磨剤の使い方
7　フッ化物洗口
8　乳幼児期の間食
9　上手な菓子の与え方
10　代用糖の応用
11　6歳臼歯のむし歯予防

12　歯は大切な臓器
13　シーラントについて

3．口腔の機能
1　口の癖
2　おしゃぶりの考え方
3　指しゃぶりについて
4　口呼吸と口唇閉鎖不全
5　舌の位置と歯並び
6　幼児期前半の反対咬合
7　前歯の歯並びのすき間の意味
8　歯の交換期
9　子どもの歯ぎしり
10　子どもの顎関節症
11　ことばの発達と歯科とのかかわり
12　ことばの問題と歯科的支援

4．歯科からみた食育の推進
1　歯の萌出からみた離乳食・幼児食の与え方
2　食べ方について
3　歯やあごの発育と硬いものを噛むこと

5．子どもの虐待と歯科
1　被虐待児にみられる歯科的所見

6．現場でおきやすい事故とその対応
1　乳歯が陥没した場合の対応
2　乳歯が欠けた場合の対応
3　乳歯の根が折れたかどうかの見極め方
4　乳歯が抜けてしまった場合の対応
5　家庭や園で起こる偶発事故

7．保育者が知っていてほしい歯や口の病気14
1　リガフェーデ病
2　ヘルペス性歯肉口内炎
3　口角炎（口角びらん）
4　上唇小帯付着位置異常
5　舌小帯短縮症
6　萌出性嚢胞
7　歯肉嚢胞（上皮真珠）
8　粘液嚢胞
9　歯肉膿瘍
10　口腔カンジダ症（鵞口瘡）
11　癒合歯
12　低位乳歯
13　エナメル質形成不全症
14　象牙質形成不全症